Nackenaktivprogramm

Aus Gründen der besseren Lesbarkeit haben wir uns entschlossen, durchgängig die männliche (neutrale) Anredeform zu nutzen, die selbstverständlich die weibliche mit einschließt.

Klaus Müller, Annette Kreutzfeldt, Silke Becker & René Schwesig

Nackenaktivprogramm

Ein Ratgeber bei Kopf-Nacken-Schulter-Beschwerden mit 103 Übungen und 42 Tipps

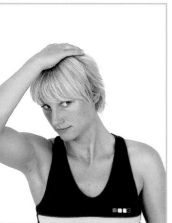
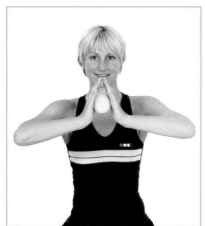
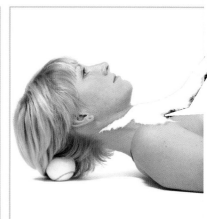

Meyer & Meyer Verlag

Papier aus nachweislich umweltverträglicher Forstwirtschaft.
Garantiert nicht aus abgeholzten Urwäldern!

Nackenaktivprogramm

Bibliografische Information der Deutschen Nationalbibliothek
Die Deutsche Nationalbibliothek verzeichnet diese Publikation in der Deutschen
Nationalbibliografie; detaillierte bibliografische Details sind im Internet über
<http://dnb.d-nb.de> abrufbar.

© 2005 by Meyer & Meyer Verlag, Aachen
3. überarbeitete Auflage, 2011
Auckland, Beirut, Budapest, Cairo, Cape Town, Dubai, Indianapolis,
Kindberg, Maidenhead, Sydney, Olten, Singapore, Tehran, Toronto
Member of the World
Sport Publishers' Association (WSPA)
Druck: B.O.S.S Druck und Medien GmbH
ISBN 978-3-89899-666-2
www.dersportverlag.de
E-Mail: verlag@m-m-sports.com

Inhalt

Vorwort

„Es ist besser, ein Licht anzuzünden, als auf die Dunkelheit zu schimpfen."
(chinesisches Sprichwort)

Diesen Satz kann man als Leitsatz für unser Buch auffassen, denn Bewegung, sowohl im Sinn von Training als auch im Sinn von Entspannung, bildet eines der einfachsten, preiswertesten und zugleich wirkungsvollsten „Medikamente" bei Kopf-Nacken-Schulter-Schmerzen.

In der modernen Welt wird der Mensch körperlich immer weniger oder sehr einseitig gefordert. Der technische Fortschritt in allen Bereichen des täglichen Lebens, sei es bei der Erwerbsarbeit (computergesteuerte Systeme), der Hausarbeit (Waschmaschine, Staubsauger) oder der Fortbewegung (Auto) reduziert körperlich anstrengende Tätigkeiten, ohne dass an deren Stelle ein adäquater Ersatz treten würde. Im gleichen Maß findet eine Beschleunigung der Arbeitsprozesse mit zunehmender Stressbelastung statt.

Kopf-Nacken-Schulter-Beschwerden sind, ähnlich wie Rückenschmerzen, weit verbreitet. Sie stellen ein häufiges Übel unserer modernen Gesellschaft und Lebensweise mit einer steigenden Häufigkeit in zunehmend jüngerem Alter dar.

Dabei herrscht immer noch die Meinung vor, dass Bewegung und Belastung zu diesen Beschwerden führen und diese deshalb zu vermeiden seien. Das Gegenteil ist der Fall! Im Alltag nehmen Belastung und Bewegung immer weiter ab, in den Industrienationen bewegt sich der Mensch durchschnittlich täglich nur noch 250 m auf seinen Beinen. Die Entlastung führt damit nicht zur Verminderung der Schmerzen. Viele vermeintliche Abnutzungs- und Alterserscheinungen sind eher Folge des Nichtgebrauchs als Folge der Überlastung unseres Bewegungssystems.

Beim Herz-Kreislauf-System hat sich mittlerweile die Erkenntnis durchgesetzt, dass es regelmäßig trainiert werden muss. Umso erstaunlicher ist es, dass im Falle des Bewegungssystems, dessen ausdrückliche Aufgabe die Bewegung ist, eine Entlastung gefordert wird.

Schmerzhafte Verspannungen der Nacken- und Schultermuskulatur sind sehr häufig das Ergebnis von Fehlhaltungen und einseitigen Belastungen (statische Haltearbeit), wie sie beim Sitzen im Auto, im Büro, vor dem Computer oder durch Überforderung im Freizeit- und Fitnessbereich anzutreffen sind.

Zum Ausgleich dieser Fehlbelastungen reicht ein muskuläres Kräftigungsprogramm allein nicht aus. Vor einer Kräftigung muss eine Entspannung der chronisch überlasteten Muskulatur und ein Ausgleich der Fehlhaltung stehen. Besonders wichtig ist dabei die Verbesserung der Muskelkoordination durch sensomotorisches Training.

Das Buch richtet sich in erster Linie an Personen, die einseitige, sitzende Tätigkeiten ausführen (Computer-/Bildschirmarbeit, Pipettieren, Kassieren, Mikroskopieren usw.), aber auch an alle anderen Betroffenen von Kopf-Schulter-Nacken-Beschwerden, z. B. an jene Menschen, die unter schmerzhaften Verspannungen im Bereich der Schulter-Nacken-Region, Spannungskopfschmerz, halswirbelsäulenbedingtem Schwindel und gelegentlichen Missempfindungen sowie Schwellungen in Händen und Fingern leiden.

Es stellt eine umfangreiche Ergänzung zu unserem Ratgeber „Rückenaktivprogramm" dar, wobei auch einige Übungen notwendiger- und sinnvollerweise übernommen wurden.

Neben den Übungsmöglichkeiten ist es ebenso wichtig, den Alltag sowie die Arbeits-platzsituation so zu gestalten, dass ein ergonomisches und dynamisches Arbeiten möglich ist. Auch hierzu gibt dieses Buch Tipps und Anregungen.

Bitte schreiben Sie uns, wenn Ihnen eine Übung besonders gefallen hat oder eine Übung Probleme bereitet. Das hilft dann möglicherweise dem Nächsten und natürlich auch uns, dieses Buch zu verbessern.

Merke:
Jeder Ratgeber und jedes Übungsprogramm kann natürlich nur erfolgreich sein bei regelmäßigem Üben. Lesen allein hilft nicht, dies ist nicht nur ein „Lesebuch", sondern ein „Aktivbuch".

Wir danken allen, die uns unterstützt haben, insbesondere unseren Models Susanne Rossmann und Jana Rennert sowie unserem Fotografen Klaus Weber und Jeannette Müller-Pfeil für viele fachliche Hinweise. Wir wünschen Ihnen, liebe Leser, viel Spaß beim Ausprobieren und Nachmachen.

Klaus Müller
Annette Kreutzfeldt
Silke Becker
René Schwesig

1   Das Kopf-Nacken-Schulter-Syndrom

1.1   Funktion vor Struktur

Bewegung gehört neben Wahrnehmung, Stoffwechsel, Wachstum und Fortpflanzung zu den Grundprozessen des Lebens. Als offene Systeme stehen Lebewesen, also auch der Mensch, in ständigem Austausch mit ihrer Umgebung. Um uns bewegen und reagieren zu können, verfügen wir über ein fein ausbalanciertes System von Muskeln, Knochen, Gelenken, Sehnen und Bändern, das im Zusammenspiel mit anderen Organsystemen und unter Steuerung des Nervensystems sehr komplexe Aufgaben meistert (Grob- und Feinmotorik). Dabei stehen Wahrnehmung und Bewegung in einem unmittelbaren Zusammenhang, wir sprechen von *Sensomotorik*.

Ein so hochkomplexes System wie unser Bewegungssystem ist natürlich störanfällig und bedarf trotz oder gerade wegen seiner großen Anpassungsfähigkeit der „Wartung und Pflege". Andernfalls kann es zu Funktionsstörungen kommen, die zunächst noch gut ausgeglichen werden können. Man spricht von kompensierten Störungen: Das Fass ist (noch) nicht voll (Abb. 1).

In diesem Zustand treten keine oder nur wenig/selten Beschwerden auf.

Diese Funktionsstörungen haben primär keine organische Ursache, es ist nichts „kaputt". Vielmehr ist die Informationsverarbeitung innerhalb des sensomotorischen Systems gestört. Übertragen könnte man sagen, der Fehler liegt im Programm (bzw. in der Software), während Chip und Festplatte (die Hardware) intakt sind.

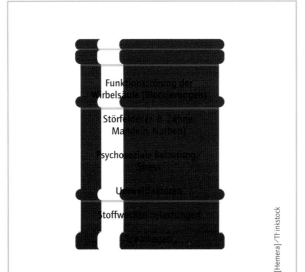

Funktionsstörung der Wirbelsäule (Blockierungen)

Störfelder (z. B. Zähne, Mandeln, Narben)

psychosoziale Belastung/ Stress

Umweltfaktoren

Stoffwechselbelastungen

Erbanlagen

[Hemera]/Thinkstock

Abb. 1: Kompensierte Belastung – „das Fass ist (noch) nicht voll".

Die Kombination mehrerer funktioneller Störungen kann jedoch zu komplexen Auswirkungen mit Störung ganzer Funktionsketten führen. Dies führt zur Dekompensation des Systems: Das Fass läuft über (Abb. 2).

Abb. 2: Dekompensation – „das Fass läuft über" = Beschwerden.

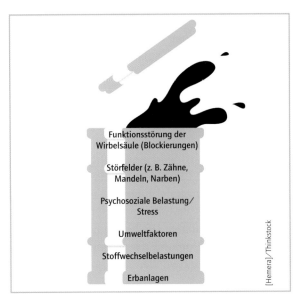

Funktionsstörung der
Wirbelsäule (Blockierungen)

Störfelder (z. B. Zähne,
Mandeln, Narben)

Psychosoziale Belastung/
Stress

Umweltfaktoren

Stoffwechselbelastungen

Erbanlagen

[Hemera]/Thinkstock

In der Folge können organisch feststellbare Schäden an Gelenken, Sehnen, Muskeln usw. entstehen, die als definierte Krankheitsbilder bekannt sind (siehe Kap. 1.2).

Um die „Wartung und Pflege" unseres Bewegungssystems, also um die Vorbeugung und Beseitigung von Funktionsstörungen der Gelenke, Muskeln und Sehnen, geht es vorrangig in diesem Buch. Dabei liegt der Schwerpunkt auf der funktionellen Stabilisierung von Bewegungsabläufen, um Schmerzen als Folge chronischer Fehlbelastungen zu vermeiden oder deren Auswirkungen zu vermindern. Schwerpunkte der Übungen sind deshalb Entspannung und Dehnung von Muskeln, Bändern und Sehnen sowie Kräftigungsübungen im Stand auf instabiler Unterlage (sensomotorisches Training). Damit sollen Funktionsketten der Muskulatur unter den Bedingungen von Alltagsanforderungen trainiert und einseitige Belastungen (in Beruf, Sport und Freizeit) ausgeglichen werden.

1.2   Das Kopf-Nacken-Schulter-Syndrom

Das Kopf-Nacken-Schulter-Syndrom stellt einen Symptomkomplex dar, der charakterisiert ist durch Beschwerden im Nacken, mit Ausstrahlung in eine oder beide Schultern, teilweise in die Arme, und häufig in Kombination mit Kopfschmerzen. Gelegentlich treten Schwindelerscheinungen (Drehschwindel) und Ohrgeräusche auf. Manche Patienten klagen über Missempfindungen und Kraft- und Koordinationsverluste in Fingern oder Händen (Kribbeln, Einschlafen) und über ein morgendliches Spannungsgefühl der Hände (Ring passt nicht). Bewegungseinschränkungen der Halswirbelsäule werden nicht immer beobachtet, stellen jedoch ein sehr beeinträchtigendes Symptom dar. Die Betroffenen klagen beispielsweise darüber, dass sie beim Einparken nicht nach hinten schauen können.

Beschwerden können auch im Bereich der Brustwirbelsäule und der Rippen auftreten und werden dann häufig als Herzschmerzen oder Atembeschwerden wahrgenommen.

Nicht selten wird wegen massiver Luftnot und Druck im Brustkorb der Notarzt gerufen. Sind Erkrankungen von Herz oder Lunge ausgeschlossen, können oft Funktionsstörungen im Brustwirbelsäulenbereich als Beschwerdeursache gefunden werden, nach deren Beseitigung auch die Beschwerden verschwinden.

Die genannten Symptome lassen sich verschiedenen Regionen zuordnen. Als *Kopfgelenkregion* bezeichnet man die obersten drei Halswirbelsäulensegmente (Kopf bis dritter Halswirbel). Diese Region, einschließlich der dazugehörigen Muskeln (kurze Nackenstrecker), stellt ein wichtiges Rezeptorenfeld dar und gehört neben Augen und Innenohr zum Gleichgewichtssystem. Eine Störung in diesem Bereich kann zum Auftreten von Schwindel führen. Die enge Verknüpfung mit dem vegetativen Nervensystem ruft auch Blutdruckveränderungen, Übelkeit, Erbrechen hervor, die eventuell bis zum Kollaps führen. Die Verbindung zum Innenohr begünstigt das Entstehen von Ohrgeräuschen (Tinnitus), die im günstigsten Falle nach Beseitigung der Funktionsstörungen wieder verschwinden.

Eine enge Beziehung besteht ebenfalls zwischen Kopf- und Kiefergelenken, sodass bei Störungen in diesem Bereich immer auch an das Kiefer- und Zahnsystem gedacht werden sollte (schlecht sitzende Prothesen oder Brücken; Verschiebung der Zahnreihe durch den Druck von Weisheitszähnen; Verspannung der Kau- und Zungenbeinmuskulatur; nächtliches Zähneknirschen). In die Behandlung dieser sogenannten *kraniomandibulären Dysfunktion* muss oft ein entsprechend ausgebildeter Zahnarzt mit einbezogen werden.

Die untere Halswirbelsäule und die obere Brustwirbelsäule (fünfter Hals- bis vierter Brustwirbel) sind für das Kopf-Schulter-Nacken-Syndrom im engeren Sinne verantwortlich. Besondere Bedeutung kommt hierbei der ersten Rippe zu. Zwischen dieser, dem Kapuzenmuskel (M. trapezius) und den seitlichen Halsmuskeln (Mm. scaleni), liegt die sogenannte *Scalenuslücke*. Durch diese Lücke ziehen Armnerven, Blut- und Lymphgefäße aus dem Brustkorb zur Schulter. Bei Funktionsstörungen in diesem Bereich kann es zu einem Reizzustand der Armnerven mit Missempfindungen der Hände und Finger (Kribbeln, Einschlafen) kommen. Außerdem ist in diesem Fall der Abfluss der Gewebsflüssigkeit über die Lymphbahnen beeinträchtigt. Es kommt zum nächtlichen Anschwellen der Finger. Eine Verspannung des kleinen Brustmuskels verstärkt dieses Syndrom, das auch als *Engesyndrom der oberen Brustkorböffnung* (funktionelles Thoracic-outlet-Syndrom) bezeichnet wird.

Funktionsstörungen im darunter liegenden Bereich (vom vierten Brustwirbel abwärts) verursachen neben stechenden Schmerzen die schon beschriebenen Erscheinungen wie Luftnot (typischerweise ein Einatemstopp) oder Druck im Brustkorb, gelegentlich auch Herzrhythmusstörungen. Dies kann, wie bereits erwähnt, subjektiv ähnlich dramatische Beschwerden verursachen wie eine Durchblutungsstörung des Herzmuskels (Angina pectoris oder Herzinfarkt).

Noch nicht erwähnt haben wir den vierten Halswirbel: Aus diesem Segment kommt der Zwerchfellnerv (N. phrenicus). Eine Funktionsstörung in diesem Bereich beeinflusst neben der Atmung die Lendenwirbelsäule und die Haltung, wie in Kap. 3.3 noch näher ausgeführt wird.

Schulterbeschwerden entstehen häufig durch ein Kräfteungleichgewicht der Nacken- und Schultermuskulatur. **Das Schultergelenk** hat im Gegensatz zum Hüftgelenk keine Knochen-, sondern eine Muskelführung und ist damit funktionell instabil. Gehalten wird der Oberarmkopf durch eine Muskelmanschette, die sogenannte *Rotatorenman-schette*. Mit dieser funktionellen Instabilität erkaufen wir Menschen uns die Beweglichkeit unserer Schulter mit fast 360°. Die Beweglichkeit steht hier über der Stabilität.

Bei einem Kräfteungleichgewicht der Muskulatur wird der Oberarmkopf durch Trapez- und Deltamuskel nach oben gezogen, der Abstand zwischen Schultereckgelenk und Oberarmkopf vermindert sich. Dadurch wird die hier verlaufende Sehne (Supraspinatussehne) irritiert, entzündet sich und schmerzt. Dies ist das typische Enge- oder **Impingementsyndrom**. Eine besondere Belastung der Supraspinatussehne stellt häufiges Arbeiten über Kopf oder Sportarten wie z. B. Volleyball dar.

Um dem Entstehen eines Impingementsyndroms vorzubeugen, ist es wichtig, den Oberarmkopf des Schultergelenks muskulär nach unten zu stabilisieren und damit die Schulter zu zentrieren.

Im Gegensatz zum Impingementsyndroms stellt die **Schultersteife** (frozen shoulder) ein Beschwerdebild dar, das sich durch Übungen nicht beeinflussen lässt. Die Schultersteife hat einen schicksalhaften Verlauf von 1-2 Jahren, bis sie sich wieder vollständig löst. Hier hilft nur Geduld.

Schmerzen im Ellbogenbereich werden meistens durch Verspannung der Unterarmmuskulatur hervorgerufen. Der Oberarmknochen hat an seinem unteren Ende zwei große Knochenfortsätze (Epikondylus radialis und ulnaris), von denen mehrere Muskelgruppen entspringen. Dies sind vor allem Handbeuger, Fingerbeuger, Handstrecker, Fingerstrecker, Außendreher und Innendreher. Bei Verspannung dieser Muskelgruppen kommt es zur Entzündung der Sehnenansätze an der Knochenhaut **(Epikondylitis)**. In Abhängigkeit von der betroffenen Muskelgruppe schmerzt der äußere oder innere Fortsatz. Oft kann der Betroffene die schmerzauslösende Tätigkeit angeben: Tennis, Golf, Computerarbeit, Heckenschneiden.

Zur Vorbeugung und Verminderung des Schmerzsyndroms am Ellbogen ist es notwendig, die verspannte Unterarmmuskulatur zu dehnen.

1.3   Haltung und Belastung

Wie bereits erwähnt, betrifft das Kopf-Nacken-Schulter-Syndrom zunehmend Personen, die nur geringer körperlicher Belastung ausgesetzt sind. Darüber hinaus hat die Halswirbelsäule mit dem Kopf eine, im Gegensatz zur Lendenwirbelsäule, nur geringe Last zu tragen. Abnutzungserscheinungen der Wirbel und Gelenke kommen dabei vor, stehen jedoch nur in geringem Maß mit den Beschwerden in Zusammenhang. Mit anderen Worten, Betroffene mit häufigen und starken Nacken- und Kopfschmerzen weisen oft keine erkennbaren strukturellen Veränderungen auf (das Röntgenbild ist „in Ordnung"), während andererseits Personen mit deutlichen Strukturschäden (selbst nach Wirbelbrüchen) nahezu beschwerdefrei sein können.

Viel deutlicher als mit den genannten Strukturveränderungen steht das Kopf-Nacken-Schulter-Syndrom im Zusammenhang mit Fehlhaltung und Fehlbelastung. Da auch bei sitzender Tätigkeit die Fehlhaltung (sogenannte *Belastungshaltung*) zur einseitigen Belastung von Bändern, Sehnen, Gelenken und Muskeln führt, stehen aufrechte Haltung und Bewegungskoordination im Vordergrund unseres Übungsprogramms (siehe Kap. 3.3). Gerade bei der Arbeit mit Tastatur und Maus spielt dies eine wichtige Rolle, wie folgendes Experiment zeigt:

Setzen Sie sich in „krummer Haltung" (Abb. 3 a) auf einen Stuhl.

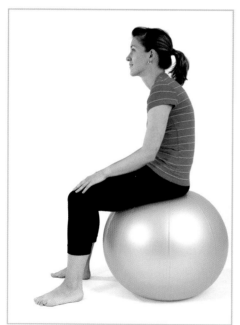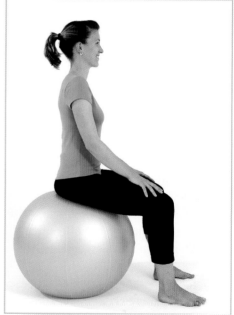

Abb. 3 a-b: Krumme und gerade Haltung

Verstärkt wird dies noch durch übergeschlagene Beine. Halten Sie Arme und Hände gerade nach vorn, die Ellbogen bilden einen rechten Winkel, die Handflächen zeigen zueinander. Eine andere Person drückt Ihre Hände von außen zusammen, Sie versuchen, dies zu verhindern. Es wird Ihnen nur mit Mühe oder gar nicht gelingen.

Nun setzen Sie sich aufrecht mit auf dem Boden aufgestellten Füßen auf Ihren Stuhl (Abb. 3b). Versuchen Sie jetzt, das Zusammendrücken Ihrer Handflächen zu verhindern. Sie werden sehen, es gelingt Ihnen diesmal.

Warum? Weil die Muskulatur jetzt in ihrer „Funktionskette" arbeiten kann. Sie führen die Bewegung nicht nur mit dem Unterarm, sondern unter Beteiligung von Schulter- und Rückenmuskulatur aus und vermeiden damit die einseitige Überlastung der Unterarmmuskulatur. Dieses Beispiel zeigt die Bedeutung der richtigen Haltung, nicht nur für die Lendenwirbelsäule, sondern auch für die Beweglichkeit der Arme und Hände und damit für die Entstehung wie auch die Vermeidung des Kopf-Nacken-Schulter-Syndroms.

Den wesentlichen Einflussfaktor auf das Kopf-Nacken-Schulter-Syndrom stellt jedoch die chronische Verspannung im Schulter-Nacken-Bereich dar. Bei den meisten sitzenden Tätigkeiten, insbesondere bei der Bildschirmarbeit, müssen Hände und Finger Präzisionsarbeit leisten, um der Arbeitsanforderung gerecht zu werden. Vor allem Maussymbole, die angeklickt werden müssen, werden immer kleiner, die Reaktionszeit des Computers immer kürzer, sodass an die Feinkoordination immer höhere Anforderungen gestellt werden.

Dafür ist eine Daueranspannung der Nackenmuskulatur notwendig, das „Feststellen" von Nacken und Schultern, um ein Zittern der Hand zu unterdrücken. Hierzu findet eine gleichzeitige Anspannung der natürlicherweise abwechselnd arbeitenden Muskulatur statt (Ko-Kontraktion von Agonisten und Antagonisten).

Diese Daueranspannung führt zum Abdrücken von kleinen Blutgefäßen und zu einer nachfolgenden Minderdurchblutung des Muskels und damit zum Entstehen von Verkürzungen und muskulären Triggerpunkten, wie in Kap. 3.5 ausführlich dargestellt wird. Die Folgen davon sind einerseits Nacken- und Kopfschmerzen, andererseits das bereits beschriebene „Engesyndrom der oberen Brustkorböffnung".

Kurz zusammengefasst, stellt beim Kopf-Nacken-Schulter-Syndrom nicht die Schwäche der Hals- und Nackenmuskulatur das Hauptproblem dar, sondern die Verspannung mit daraus resultierendem Koordinations- und Kraftverlust. Folgerichtig stehen im Mittelpunkt des folgenden Übungsteils nicht Übungen zur Kräftigung der Muskulatur, sondern zur Spannungsverminderung, zur Durchblutungsverbesserung und zur Wiederherstellung des muskulären Gleichgewichts, ergänzt durch Übungen zur Koordinationsverbesserung und zur Erarbeitung der aufrechten Körperhaltung.

1.4 Was haben die Beschwerden mit Stress und Verhaltensstrategien zu tun?

Stress im Rahmen der zunehmenden Beschleunigung und Komplexität der Arbeitsprozesse stellt einen nicht zu unterschätzenden Faktor bei der Entstehung und Unterhaltung des Kopf-Nacken-Schulter-Syndroms dar.

Stress ist eine Anpassungsreaktion des Körpers an eine akute Alarmsituation („kämpfe oder fliehe"). Im Interesse des Überlebens wird innerhalb kürzester Zeit die Bereitschaft zur Reaktion hergestellt. Unter dem Einfluss von Stresshormonen steigt neben Blutdruck, Blutzucker und Aufmerksamkeit momentan die muskuläre Grundspannung. Gleichzeitig wird durch die Ausschüttung körpereigener Morphine (Endorphine) die Schmerzwahrnehmung unterdrückt. Daraus resultiert eine Verschlechterung der Muskeldurchblutung, die aber auf Grund der Endorphinausschüttung nicht als Schmerz wahrgenommen wird. Erst in der nachfolgenden Erschöpfungsphase tritt der sogenannte *Entspannungsschmerz* auf. So bekommt man beispielsweise Kopfschmerzen am Wochenende nach einer anstrengenden Arbeitswoche.

Diese Stressreaktion, die kurzfristig durch das Hormon Adrenalin, bei länger dauerndem Stress durch Kortison getragen wird, stellt eine wichtige Überlebensstrategie dar. Dauerstress wirkt jedoch unweigerlich krank machend mit vielfältigen Folgen, von denen im Rahmen dieses Ratgebers die Verstärkung und Chronifizierung des Kopf-Nacken-Schulter-Syndroms von Bedeutung ist.

Ein Übungsprogramm für die Halswirbelsäule kann folgerichtig nur erfolgreich sein, wenn es ergänzt wird durch Maßnahmen zur Stressbewältigung und Entspannung (Entspannungsverfahren).

Merke:
Die Hauptursache des Kopf-Nacken-Schulter-Syndroms liegt in der chronischen Verspannung der Muskulatur mit nachfolgendem Koordinationsverlust. Sinnvolle Maßnahmen, um dieses Problem positiv beeinflussen zu können, sind Übungen zur muskulären Entspannung sowie zur Haltungs- und Koordinationsverbesserung, ergänzt durch Stressmanagement und Entspannungsverfahren.

2 Übungsteil

2.1 Die aufrechte Körperhaltung – Ausgangsstellung für alle Übungen im Sitzen und aus dem Stand

Als Grundlage aller folgenden Übungen soll hier die Erarbeitung der aufrechten Körperhaltung beschrieben werden. Ein Spiegel kann zur Kontrolle herangezogen werden.

Wir beginnen mit der Aufrichtung im Sitzen.

Die aufrechte Körperhaltung im Sitzen lässt sich am besten auf dem Gymnastikball erarbeiten. Die Größe des Balls soll so bemessen sein, dass die Füße bis zu den Fersen fest auf dem Boden stehen können. Hierbei zeigen die Knie und Fußspitzen in einem Winkel von 20-30° nach außen. Die Oberschenkel sollen leicht abwärts geneigt sein.

Die „Erdung" durch die Füße ist besonders wichtig, da die Füße eines der wichtigsten Rezeptorenfelder im Körper darstellen, wie im Kapitel über den „kurzen Fuß" (Kap. 2.9) noch ausführlich beschrieben wird.

Das Becken ist leicht nach vorn gekippt, weder in rückgekippter Stellung noch in Hohlkreuzstellung (Hyperlordose). Die Brustwirbelsäule ist aufgerichtet (bis etwa zum fünften Brustwirbel), das Brustbein ist gehoben, als wollte man stolz einen Orden zur Schau stellen. Das Kinn wird etwas herangezogen, der Blick ist nach vorn gerichtet. In dieser Stellung kann man ein Buch oder einen Krug auf dem Kopf balancieren.

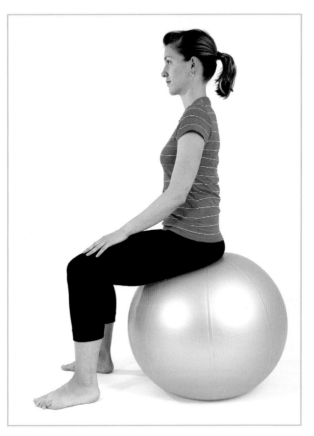

Abb. 4: Richtige Sitzhöhe

Die Rundung des Balls erleichtert die korrekte Beckenkippung, eine leichte Vor- und Rückwärtsbewegung des Balls fördert die aktive Wahrnehmung der Beckenstellung. Hat man keinen Ball zur Verfügung, setzt man sich auf die Vorderkante eines Stuhls, der eventuell durch ein Kissen erhöht werden muss. Idealerweise verwendet man dazu einen Keil (Sanitätsgeschäft), sodass die Sitzfläche leicht nach vorn abfällt. Als Alternative zum Gymnastikball bietet sich auch die Verwendung eines Ballkissens an, das, auf die Sitzfläche des Bürostuhls gelegt, Beckenkippung und dynamisches Sitzen ermöglicht.

Die Aufrichtung im Stand erfolgt analog:

Die Füße werden hüftbreit auseinander auf dem Boden aufgestellt, die Fußspitzen zeigen ganz leicht nach außen. Die Knie sollen etwas gebeugt sein (dynamisch) und ebenfalls leicht nach außen zeigen.

Zum Erspüren der **richtigen** Beckenkippung eignet sich folgende Übung:

Man stellt sich vor, man muss eine Kiste auf einen sehr hohen Schrank legen und hebt dazu die Arme (mit oder ohne Kiste) über den Kopf. Jetzt wird abwechselnd das Becken nach hinten gekippt (aufgehobene Lendenwirbelsäulenkrümmung) bzw. ein Hohlkreuz gemacht (Hyperlordose). In der Mitte zwischen diesen beiden Extremen liegt die Stellung, in der man die Kiste am höchsten heben kann – dies ist die richtige Beckenstellung für eine vollständige Aufrichtung der Wirbelsäule. Diese Wahrnehmungsübung sollte man bis zum sicheren Erspüren der richtigen Beckenkippung täglich wiederholen.

Bei allen folgenden Übungen sollen die Hände offen, d. h. in Streckstellung sein. Das Greifen eines Gegenstandes (Stab, Thera-Band®, Ball) aktiviert automatisch das Beugermuster der Muskulatur (siehe Kap. 3.3) und arbeitet damit der aktiven Aufrichtung entgegen. Die Ellbogen sollen ebenso wie die Kniegelenke bei allen Übungen etwa in 5°-10° Beugung belassen werden (dynamisch).

2.2 Übungen zur Entspannung der Muskulatur

Das Funktionsprinzip unserer Muskulatur ist ein dynamischer Wechsel zwischen An- und Entspannung. Dabei verstärkt in der Regel die Einatmung die muskuläre Anspannung, während Ausatmung die Entspannung begünstigt. Alle Entspannungsübungen werden deshalb nach dem Prinzip der **postisometrischen Relaxation (PIR)** durchgeführt:

1. Den verspannten Muskel leicht anspannen (minimale Kraftentwicklung).
2. Spannung halten für 10 s, tief einatmen.
3. Ausatmen, Spannung lösen.
4. Entspannen für 10-20 s, in Dehnstellung gehen.
5. Alle Übungen 3-4 x wiederholen.

Im Halsmuskelbereich eignet sich die Augenbewegung (Blickwendung nach rechts oder links bzw. oben oder unten) in Verbindung mit der Atmung für die PIR. Atmen Sie dabei langsam ein und aus, holen Sie erst wieder Luft, wenn Sie das Bedürfnis dazu spüren. Die Ausatmung soll 2-3 x so lang wie die Einatmung sein. Die Übungen werden 5-6 Atemzüge lang wiederholt.

Bei Schwierigkeiten in der Übungsausführung empfehlen wir, die Übungen zunächst mit einem Therapeuten einzuüben.

Führen Sie keine ruckartigen oder federnden Bewegungen aus, sondern bemühen Sie sich um eine langsame und kontrollierte Übungsausführung (z. B. mit der Schwerkraft in die Dehnstellung sinken lassen).

Merke:
Warum funktionieren Dehnübungen, bei denen gefedert wird, nicht?

Beim Federn geschieht dasselbe, wie wenn Ihr Arzt bei Ihnen die Reflexe prüft. Beim Klopfen mit dem Reflexhammer auf die Sehne (z. B. am Knie) werden die Dehnungsrezeptoren der Sehne gereizt. Der Muskel beantwortet dies mit einer Kontraktion (Muskelreflex). Das Federn führt somit nicht zu einer Entspannung, sondern zu einer Anspannung des Muskels.

Einige Übungen sind aus dem Bereich des Yoga entlehnt und als solche gekennzeichnet. Viele dieser Übungen folgen ebenfalls dem Prinzip der postisometrischen Relaxation.

1 Entspannung des Kapuzenmuskels

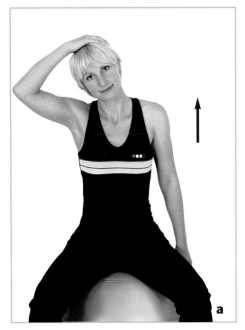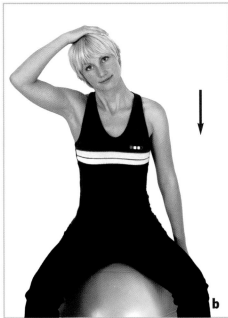

Abb. 5 a-b: Entspannung des Kapuzenmuskels

Ausgangsposition: Aufrechter Sitz.

Neigen Sie den Kopf zu Ihrer rechten Schulter und legen Sie die rechte Hand auf den Scheitel. Stellen Sie sich vor, auf Ihrer linken Schulter sitzt ein Schmetterling. Heben Sie also ganz leicht die linke Schulter an und halten Sie die Spannung 10 s. Lassen Sie die linke Schulter mit der Ausatmung absinken, der Kopf sinkt mit der Schwerkraft nach rechts. Wiederholen Sie die Übung 2-3 x. Die rechte Hand hält den Kopf nur, ziehen Sie keinesfalls am Kopf. Anschließend führen Sie die Übung zur linken Seite aus.

Variante: Blicken Sie anstelle der Schulterhebung beim Einatmen in Richtung Ihrer Stirn, beim Ausatmen zum Kinn. Bewegen Sie den Kopf dabei nicht. Wiederholen Sie dies 5-6 Atemzüge lang und führen Sie die Übung anschließend zur Gegenseite aus.

Wirkung/Feedback:
• Entspannung des Kapuzenmuskels (M. trapezius).
• Ziehen an der linken bzw. rechten Halsseite von der oberen Halswirbelsäule bis zur Schulter.

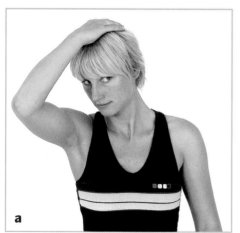
a

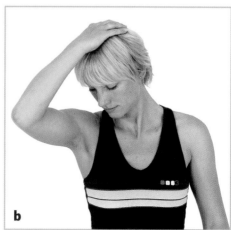
b

Abb. 6 a-c: Entspannung des
Schulterblatthebers

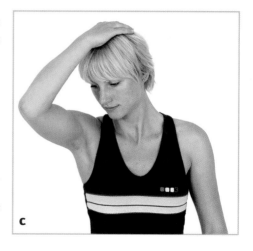
c

Ausgangsposition: Aufrechter Sitz.

Neigen Sie den Kopf nach vorn rechts, als ob Sie unter Ihre Achsel schauen wollten. Legen Sie die rechte Hand von vorn auf den Scheitel. Blicken Sie beim Einatmen in Richtung Ihrer Stirn, ohne den Kopf zu heben (Schulterblattheber spannt an). Wenden Sie beim Ausatmen den Blick nach unten in Richtung Ihres Kinns und lassen Sie den Kopf mit der Schwerkraft nach unten sinken (Schulterblattheber entspannt). Atmen Sie ruhig, ziehen Sie nicht am Kopf. Wiederholen Sie die Blickwendung 5-6 x mit jedem Atemzug. Anschließend führen Sie die Übung nach links aus.

Wirkung/Feedback:
- Entspannung des Schulterblatthebers (M. levator scapulae).
- Ziehen links bzw. rechts entlang der Halswirbelsäule vom zweiten/dritten Halswirbel bis zum oberen Schulterblattwinkel.

3 **Entspannung der langen Nackenstrecker**

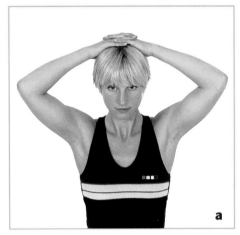

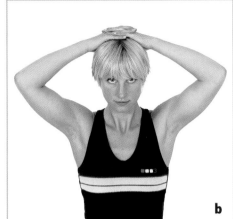

Abb. 7 a-d: Entspannung der langen Nackenstrecker

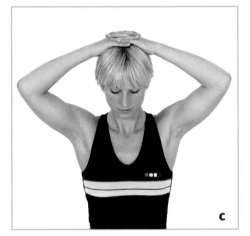

Ausgangsposition: Aufrechter Sitz.

Verschränken Sie die Hände hinter dem Hinterkopf und neigen Sie das Kinn auf die Brust. Blicken Sie beim Einatmen in Richtung Ihrer Stirn, ohne den Kopf zu heben (Nackenstrecker spannt an). Wenden Sie beim Ausatmen den Blick nach unten in Richtung Ihres Kinns und lassen Sie den Kopf mit der Schwerkraft nach unten sinken (Nackenstrecker entspannt). Wiederholen Sie die Übung 5-6 x.

Wirkung/Feedback:
* Entspannung der langen Nackenstrecker (M. longus capitis; M. longus colli).
* Ziehen an der Rückseite des Halses bis in die obere Brustwirbelsäule.

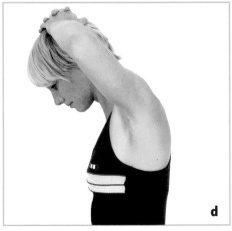

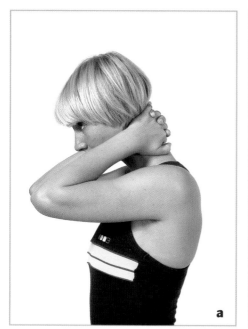 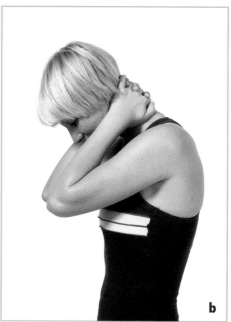

Abb. 8 a-b: Entspannung des Brustwirbelsäulenstreckers

Ausgangsposition: Aufrechter Sitz.

Verschränken Sie die Hände hinter dem Nacken und neigen Sie das Kinn auf die Brust. Neigen Sie sich weiter nach vorn (Katzenbuckel), bis Sie ein Ziehen in der Brustwirbelsäule verspüren. Blicken Sie nun beim Einatmen in Richtung Ihrer Stirn, ohne den Kopf zu heben (Brustwirbelsäulenstrecker spannt an). Wenden Sie beim Ausatmen den Blick nach unten in Richtung Ihres Kinns und lassen Sie den Kopf mit der Schwerkraft nach unten sinken (Brustwirbelsäulenstrecker entspannt). Wiederholen Sie die Übung 5-6 x. Diese Übung können Sie mit unterschiedlich starker Vorneigung mehrmals wiederholen, um langstreckige Verspannungen zu lösen.

Wirkung/Feedback:
- Entspannung der langen Brustwirbelsäulenstrecker (M. erector spinae thoracalis).
- Lösen von Vorneigeblockierungen der Brustwirbelsäule.
- Ziehen entlang der Wirbelsäule.

5 | **Entspannung der seitlichen Halsmuskeln (Mm. scaleni)**

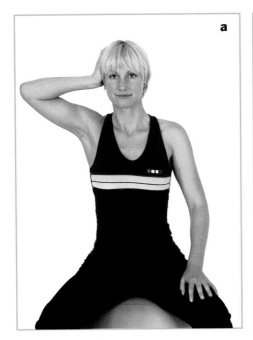
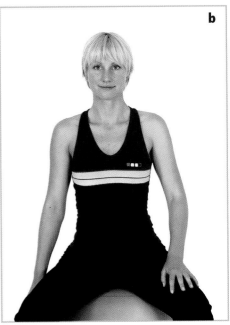

Abb. 9 a-b: Entspannung der seitlichen Halsmuskeln

Ausgangsposition: Aufrechter Sitz.

Legen Sie die Handfläche Ihrer rechten Hand an das rechte Ohr. Der Ellbogen zeigt waagerecht zur Seite. Drücken Sie mit geringer Kraft das Ohr in die Hand (nicht die Hand ans Ohr). Halten Sie die Spannung 10 s. Lassen Sie den Arm anschließend locker herunterhängen. Entspannen Sie 10 s. Wiederholen Sie die Übung 3 x. Führen Sie die Übung anschließend mit der linken Hand am linken Ohr aus.

Wirkung/Feedback:
- Entspannung der seitlichen Halsmuskeln (Mm. scaleni).
- Lösen von Blockierungen der ersten Rippe.
- Entlastung der Armnerven und der Lymphgefäße des Arms.

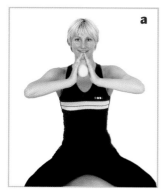 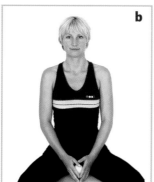 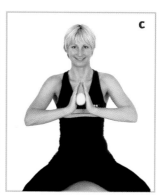

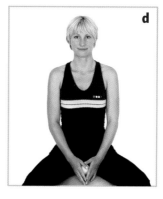

Abb. 10 a-d: Entspannung des Brustmuskels
am Rippenansatz

Ausgangsposition: Aufrechter Sitz.

Legen Sie vor der Brust Ihre Handflächen aneinander, die Ellbogen zeigen zur Seite. Drücken Sie mit geringer Kraft die Handflächen gegeneinander (als ob Sie ein rohes Ei zwischen den Händen hätten) und halten Sie die Spannung 10 s. Legen Sie anschließend für 10 s die Hände locker auf dem Oberschenkel ab. Wiederholen Sie die Übung 3 x. Führen Sie diese Übung mehrmals aus, indem Sie die Hände in unterschiedlicher Höhe vor der Brust halten. Die Höhe entspricht jeweils dem Rippenpaar, an dem dieser Teil des Brustmuskels ansetzt. Während der Übungsausführung bitte nicht die Luft anhalten, sondern normal weiteratmen.

Wirkung/Feedback:
- Entspannung des Brustmuskels (M. pectoralis major) in seinen verschiedenen Abschnitten.
- Lösen von Rippenblockierungen am Brustbeinansatz.

7 **Entspannung der kurzen Nackenstrecker**

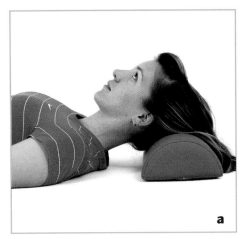

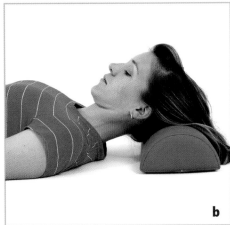

a

b

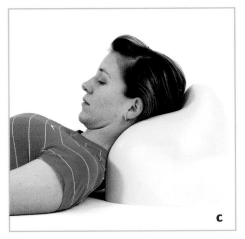

c

*Abb. 11 a-c: Entspannung
der kurzen Nackenstrecker*

Ausgangsposition: Rückenlage mit angestellten Beinen.

Legen Sie unter den Hinterkopf (nicht
Halswirbelsäule) eine dicke Rolle (z. B.
Nackenrolle, zusammengerolltes Handtuch). Lassen Sie das Kinn auf die Brust
sinken. Schauen Sie beim Einatmen in
Richtung Ihrer Stirn, ohne den Kopf zu heben. Wenden Sie beim Ausatmen den Blick
nach unten in Richtung Ihres Kinns und lassen Sie den Hals Richtung Unterlage
durchsinken. Stellen Sie sich die Entspannung bewusst vor, spüren Sie die Verlängerung Ihrer Nackenmuskeln. Wiederholen Sie die Übung 5-6 x.

Wirkung/Feedback:
- Entspannung der kurzen Nackenstrecker (M. rectus capitis minor et posterior major;
  M. obliquus capitis superior et inferior).
- Lösen von Kopfgelenkblockierungen.
- Ziehen im oberen Halsmuskelbereich.

Abb. 12 a-c: Entspannung des großen Brustmuskels im Liegen

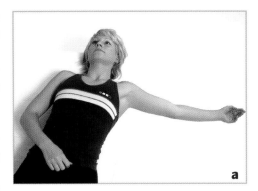

Ausgangsposition: Rückenlage mit angestellten Beinen an der Kante einer Liege oder eines Sofas.

Diese Übung wird in drei „Etagen" durchgeführt, um alle drei Anteile des Brustmuskels zu erreichen.

Beginnen Sie mit dem Abspreizen des rechten gestreckten Arms in 90°-Position. Lassen Sie den Arm so weit wie möglich fallen. Stellen Sie sich nun vor, Sie würden den Arm anheben. Diese Anspannung halten Sie 10 s, dann tief einatmen und mit der Ausatmung den Arm fallen lassen. Die Übung 2-3 x wiederholen.

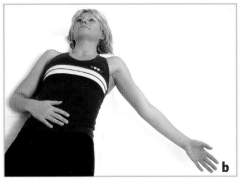

Jetzt spreizen Sie den Arm schräg nach unten ab (45°). Stellen Sie sich wieder vor, Sie würden den Arm anheben, halten Sie die Spannung 10 s, atmen tief ein und lassen mit der Ausatmung den Arm fallen. Die Übung 2-3 x wiederholen.

Jetzt spreizen Sie den Arm schräg nach oben ab (135°). Stellen Sie sich wieder vor, Sie würden den Arm anheben, halten Sie die Spannung 10 s, atmen tief ein und lassen mit der Ausatmung den Arm fallen. Die Übung 2-3 x wiederholen.

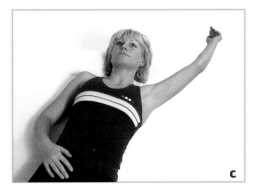

Wiederholen Sie jetzt die ganze Übungsfolge mit dem linken Arm an der anderen Bankkante.

Wirkung/Feedback:
• Entspannung des Brustmuskels (M. pectoralis major).
• Ziehen im oberen oder mittleren Brustkorbbereich.

9 **Entspannung des kleinen Brustmuskels im Liegen**

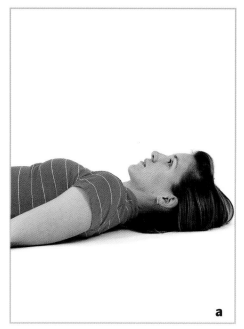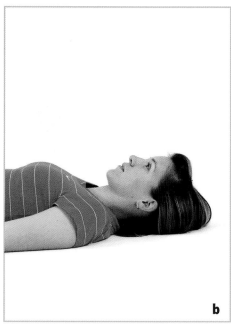

a b

Abb. 13 a-b: Entspannung des kleinen Brustmuskels im Liegen

Ausgangsposition: Rückenlage mit angestellten Beinen, die Arme liegen locker neben dem Körper.

Heben Sie Ihre rechte Schulter leicht von der Unterlage ab in Richtung der linken Hüfte. 10 s halten. Lassen Sie mit der Ausatmung die Schulter weich fallen, bis sie auf der Unterlage aufliegt. 15 s Pause, dabei weiteratmen.

Zwei Wiederholungen. Dann die Übung mit der anderen Schulter wiederholen.

Wirkung/Feedback:
• Entspannung des kleinen Brustmuskels (M. pectoralis minor).
• Verminderung des Engesyndroms mit Einschlafen und Anschwellung der Finger.

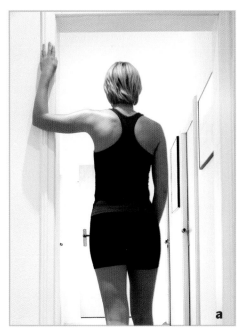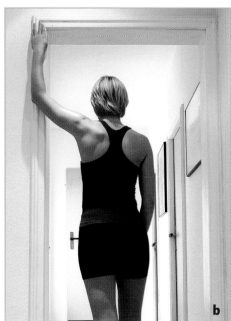

Abb. 14 a-b: Entspannung des Brustmuskels im Stehen

Ausgangsposition: Stand in Schrittstellung neben dem Türpfosten, türseitiges Bein hinten.

Suchen Sie sich einen Türposten oder nutzen Sie diese Übung als Partnerübung.
Diese Übung wird in drei „Etagen" durchgeführt, um alle drei Anteile des Brustmuskels zu erreichen.
Halten Sie den rechten Arm in „Händehochstellung" (der Arm ist im Schulter- und Ellbogengelenk jeweils 90° gebeugt). Drücken Sie den Unterarm leicht gegen den Türpfosten. Diese Anspannung halten Sie 10 s. Mit der Ausatmung die Spannung lösen und das Körpergewicht vermehrt auf den vorderen Fuß verlagern. Die Übung 2-3 x wiederholen.
Wiederholen Sie die Übung mit schräg nach unten (45°) und schräg nach oben (135°) abgespreiztem Arm.

Führen Sie jetzt die ganze Übungsfolge mit dem linken Arm aus.

Wirkung/Feedback:
- Entspannung des Brustmuskels (M. pectoralis major).
- Ziehen im oberen oder mittleren Brustkorbbereich.

11 **Entspannung des Oberarmstreckers**

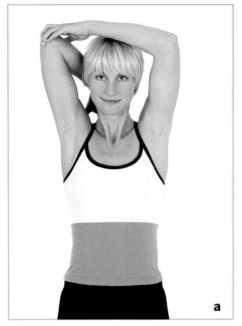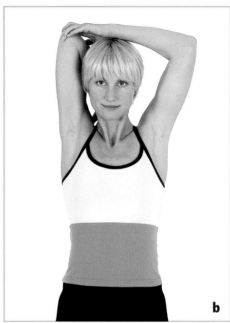

Abb. 15 a-b: Entspannung des Oberarmstreckers

Ausgangsposition: Stand oder aufrechter Sitz.

Führen Sie den im Ellbogengelenk angewinkelten rechten Arm nach oben so weit wie möglich hinter den Kopf. Ergreifen Sie dann mit der linken Hand den rechten Ellbogen. Drücken Sie leicht Ihren rechten Ellbogen gegen die linke Hand. Die Anspannung 10 s halten, tief einatmen und beim Ausatmen führen Sie den rechte Ellbogen mit der linken Hand weiter in die Dehnstellung. Führen Sie die Übung nun mit dem linken Arm aus.

Wirkung/Feedback:
- Entspannung des Oberarmstreckers (M. triceps brachii).
- Ziehen an der Oberarmrückseite.

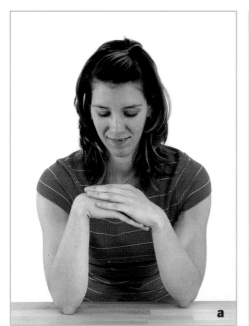 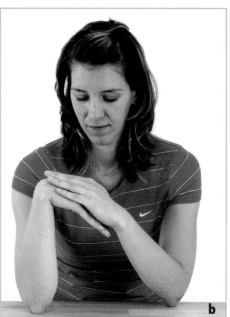

Abb. 16 a-b: Dehnung der Hand- und Fingerstrecker

Ausgangsstellung: Ellbogengelenk aufgestellt.

Die Gegenhand beugt Hand und Finger so weit wie möglich. Die Finger des zu behandelnden Arms leicht gegen die Gegenhand strecken. Einatmen, ausatmen, Spannung lösen und ganz weich in die Dehnstellung gehen.

Wirkung/Feedback:
- Entspannung der Hand- und Fingerstrecker.
- Ziehen am Unterarm.
- Verbesserte Handgelenkbeweglichkeit.

13 **Dehnung der Hand- und Fingerbeuger**

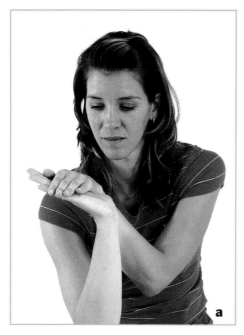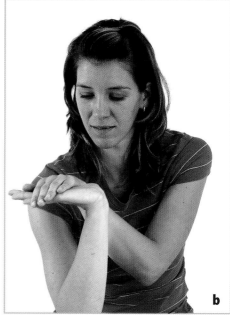

Abb. 17 a-b: Dehnung der Hand- und Fingerbeuger

Ausgangsstellung: Ellbogengelenk aufgestellt.

Die Gegenhand zieht Hand und Finger so weit wie möglich in die Streckung. Mit den Fingerspitzen des zu behandelnden Arms leicht gegen die Gegenhand drücken. Einatmen, ausatmen, Spannung lösen und ganz weich in die Dehnstellung gehen.

Wirkung/Feedback:
• Entspannung der Hand- und Fingerbeuger.
• Ziehen am Unterarm.
• Verbesserte Handgelenkbeweglichkeit.

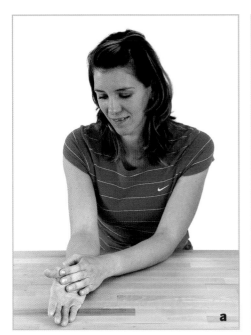 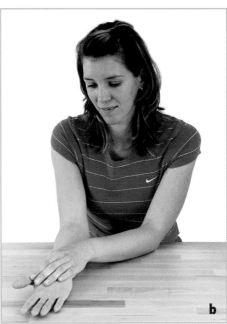

Abb. 18 a-b: Entspannungsübung für die Handgelenkinnendreher

Ausgangsstellung: Der zu behandelnde Arm liegt entspannt auf der Unterlage (Tisch), die Handfläche zeigt nach oben.

Finger der Gegenhand leicht auf das Handgelenk legen. Leicht gegen die aufliegenden Finger nach innen drehen. Einatmen, ausatmen, Spannung lösen. Mit der Schwerkraft wieder in die Ausgangslage sinken lassen.

Wirkung/Feedback:
* Entspannung der Innendreher.
* Ziehen am Unterarm.

15 Entspannung der Außendreher (Supinatoren)

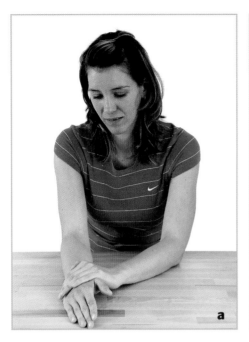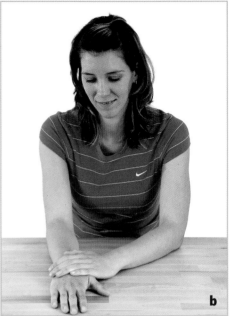

Abb. 19 a-b: Entspannungsübung für die Handgelenkaußendreher

Ausgangsstellung: Der zu behandelnde Arm liegt entspannt auf der Unterlage (Tisch), die Handfläche zeigt nach unten.

Finger der Gegenhand leicht auf das Handgelenk daumenseits legen. Leicht gegen die aufliegenden Finger nach außen drehen. Einatmen, ausatmen, Spannung lösen. Mit der Schwerkraft wieder in die Ausgangslage sinken lassen.

Wirkung/Feedback:
• Entspannung der Innendreher.
• Ziehen am Unterarm.

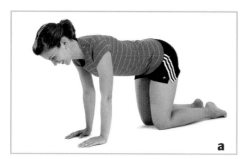

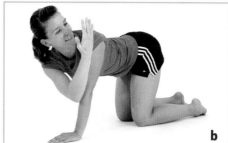

Abb. 20 a-e: Brustdehnung

Ausgangsstellung: Vierfüßlerstand.

Fassen Sie mit der rechten Hand unter Ihrer linken Achsel durch und drehen Sie Ihren Kopf, sodass Sie in Ihre Handfläche schauen. Atmen Sie dabei aus.
Führen Sie Ihren rechten Arm im weiten Bogen nach rechts, sodass der Daumen nach oben zeigt. Drehen Sie dabei den Oberkörper so weit wie möglich auf. Schauen Sie der Hand hinterher, dabei einatmen.
6-10 Wiederholungen.
Führen Sie die Bewegung langsam und fließend im Atemrhythmus aus.
Achten Sie darauf, dass sich die Hüften nicht verschieben.
Wechseln Sie jetzt die Seite und führen Sie die Übung mit dem linken Arm aus.

Variante: Führen Sie die Übung kniend auf dem Aerostep® aus.

Wirkung/Feedback:
*   Mobilisation von Brustwirbelsäule und Rippen.
*   Verbesserte Schultergelenkbeweglichkeit.

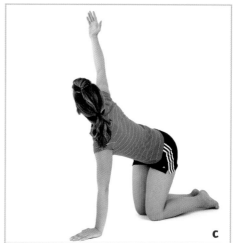

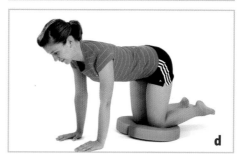

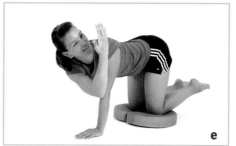

17 Brustdehnung (Yoga)

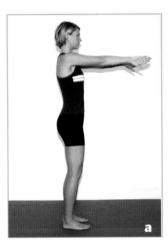

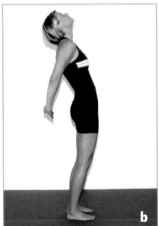

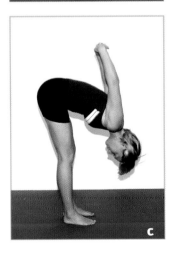

Abb. 21 a-c: Brustdehnung (Yoga)

Ausgangsposition: Aufrechter Stand, Arme locker neben dem Körper.

Heben Sie die Arme nach vorn in die Waagerechte, die Handflächen sind nach außen gerichtet. Drehen Sie die Arme in einem weiten Kreis langsam nach hinten, bis die Hände sich fassen können. Neigen Sie den Oberkörper bei gefassten Händen nach hinten – 10 s halten (3-4 Atemzüge). – Neigen Sie sich anschließend so weit wie möglich nach vorn. Weiteratmen (4-5 Atemzüge), entspannen, nicht nachfedern (2 x wiederholen).

Variante: Stellen Sie bei der dritten und vierten Wiederholung beim Vorneigen das rechte bzw. linke Bein um eine Schrittlänge nach vorn.

Wirkung/Feedback:
- Entspannung der Brustmuskulatur.
- Entspannung und Kräftigung der Rückenmuskulatur.
- Ziehen entlang der Wirbelsäule.

Ausgangsposition: Vierfüßlerstand; Knie und Hände parallel nebeneinander.

Machen Sie abwechselnd einen Katzenbuckel und ein leichtes Hohlkreuz (Pferderücken, nicht Hängebauchschwein), wechseln Sie dabei ganz langsam und fließend zwischen diesen beiden Stellungen.

Wirkung/Feedback:
- Entspannung der Rückenmuskulatur.
- Wahrnehmung der Beckenkippung.

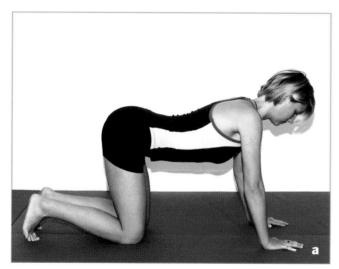

Abb. 22 a-b: Katzenbuckel

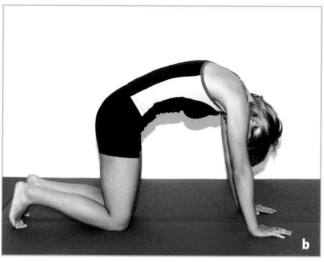

19 **Schnecke**

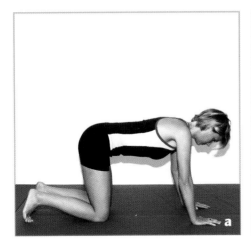

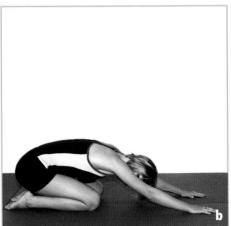

Abb. 23 a-c: Schnecke

Ausgangsposition: Vierfüßlerstand; Knie und Hände parallel nebeneinander.

Schwerpunktverlagerung nach hinten, sodass sich das Gesäß den Fersen annähert. (Die Schnecke zieht sich in ihr Haus zurück.) Die Arme bleiben gestreckt, während die Hände an Ort und Stelle bleiben. Zur Entspannung die Ellbogengelenke leicht beugen.

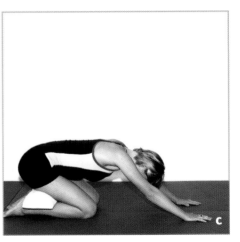

Variante: Dickes Kissen zwischen Ober- und Unterschenkel zur Entlastung der Knie verwenden.

Wirkung/Feedback:
- Entspannung der Rückenmuskulatur vom Nacken bis zum Kreuz (Ganzkörperentspannung).
- Vertiefung der Atmung.

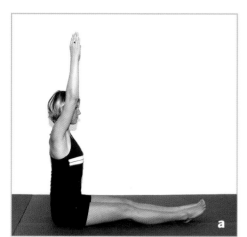 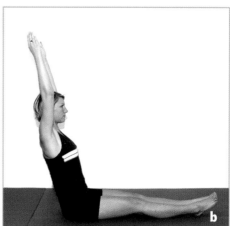

Abb. 24 a-c: Rückendehnung

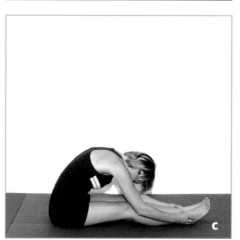

Ausgangsposition: Strecksitz; Arme über den Kopf heben.

Den aufrechten Oberkörper etwas nach hinten neigen und 10 s in dieser Position bleiben. Dann Oberkörper und Arme nach vorn auf die gestreckten Beine neigen, eventuell legen, dabei das Kinn auf die Brust nehmen. Bewusst ausatmen und entspannen. Bei den folgenden 4-5 Atemzügen bewusst weiter in die Entspannung „fallen" lassen. Kein aktives Nachfedern!

Wirkung / Feedback:
- Entspannung der gesamten Rückenmuskulatur vom Nacken bis zum Kreuz sowie der Kniebeuger und Wadenmuskulatur.
- Ziehen entlang der Wirbelsäule vom Nacken bis in die Waden.

21 Einfacher Drehsitz (Yoga)

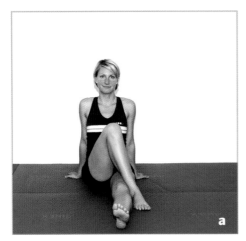 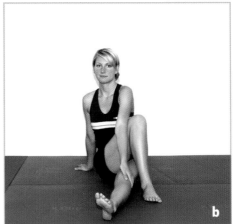

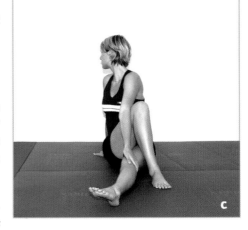

Abb. 25 a-c: Einfacher Drehsitz

Ausgangsposition: Strecksitz.

Stellen Sie den rechten Fuß über das linke Knie, greifen Sie mit der linken Hand über das rechte Knie hinweg das linke Knie (linker Ellbogen und rechtes Knie liegen mit ihren Außenseiten aneinander).

Stellen Sie nun den rechten Arm hinter Ihren Körper und drehen Sie den Kopf und Oberkörper nach rechts, sodass Sie über Ihre rechte Schulter nach hinten schauen. Diese Position 20 s halten, dabei weiteratmen und bewusst entspannen.

Analog Übung für die linke Seite. 2-3 x je Seite.

Wirkung/Feedback:
- Entspannung der seitlichen Rücken- und Gesäßmuskulatur rechts/links.
- Ziehen an der Gesäßaußenseite rechts.

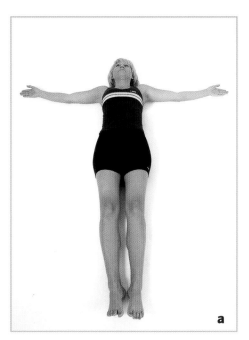 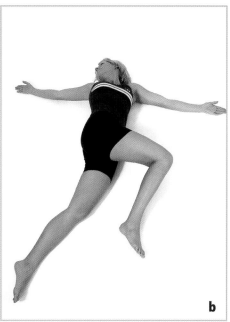

Abb. 26 a-b: Krokodil (Variante)

Ausgangsposition: Rückenlage; Beine gestreckt; Arme abgespreizt auf den Boden legen, die Handflächen zeigen nach oben.

Schlagen Sie das rechte Bein gestreckt über das linke Bein. Drehen Sie gleichzeitig die rechte Hüfte nach links oben. Drehen Sie nun den Kopf nach rechts – verweilen Sie 20 s in dieser Position, atmen Sie dabei weiter und entspannen Sie bewusst. Nach einer Pause (20 s) die andere Seite entspannen (pro Seite 2-3 Wiederholungen).

Variante: Beugen Sie das rechte Bein 90° im Knie- und Hüftgelenk und schlagen Sie das rechte Bein über das linke Bein und legen das Knie, wenn möglich, auf dem Boden ab.

Wirkung/Feedback:
- Entspannung der langen, schrägen Rückenmuskulatur.
- Lösung von Blockierungen im BWS-Bereich: Durch eine geringere/stärkere Beugung des oben liegenden Beins können Sie die Höhe des entsprechenden BWS-Segments einstellen (dorthin atmen, wo es am meisten zieht).
- Ziehen im Brustwirbelsäulenbereich.

23 Kobra (Yoga)

Ausgangsposition: Bauchlage, Gesicht nach unten, die Arme liegen locker neben dem Körper.

Richten Sie Ihren Oberkörper, ohne Hilfe der Arme, so weit Sie können, auf. Schauen Sie dabei nach oben – maximal 10 s halten (2-3 Atemzüge) – stellen Sie dann Ihre Hände in Schulterhöhe ab und stützen Sie sich nach oben. Entspannen Sie dabei die Rücken- und Bauchmuskulatur (4-5 Atemzüge). 2 x wiederholen (Atmen + Entspannen).

Variante: Blicken Sie bei der dritten und vierten Wiederholung beim Abstützen jeweils über Ihre rechte bzw. linke Schulter nach hinten oben.

Wirkung/Feedback:
- Entspannung der Bauchmuskulatur.
- Kräftigung der Rücken-muskulatur.

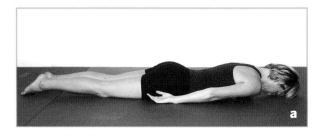

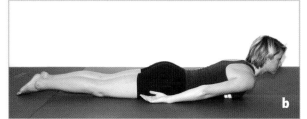

Abb. 27 a-c: Kobra

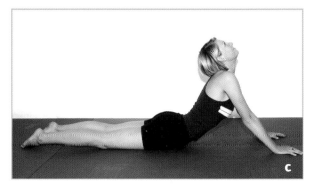

2.3   Übungen zur Kräftigung der Muskulatur

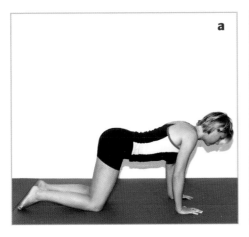

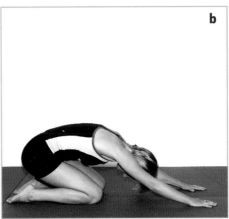

Abb. 28 a-d: Katze

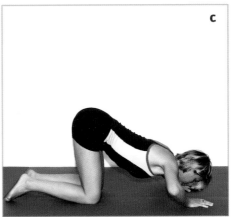

Ausgangsposition: Vierfüßlerstand; Schwerpunktverlagerung nach hinten, sodass sich das Gesäß den Fersen annähert.

Bewegen Sie sich mit dem Gesicht dicht über dem Boden nach vorn (die Katze schleckt das Milchschälchen aus.). Anschließend den Rumpf nach oben, bei gestreckten Ellbogen und leichtem Rundrücken, zurück in die Ausgangsposition bewegen.

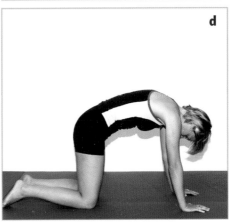

Wirkung/Feedback:
- Mobilisierung der gesamten Wirbelsäule.
- Entspannung und Kräftigung der Rückenmuskulatur.
- Kräftigung der unteren Schulterblattfixatoren (M. trapezius, unterer Anteil; Mm. rhomboidei).

25 **Halbe Waage**

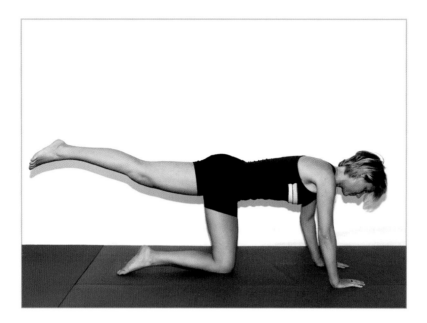

Abb. 29: Halbe Waage

Ausgangsposition: Vierfüßlerstand.

Heben Sie das gestreckte Bein bis zur Waagerechten. Achten Sie darauf, das Becken nicht nach oben zu drehen (das Becken bleibt waagerecht, parallel zur Unterlage). 10 s halten, dann das andere Bein anheben. Übung 3-5 x wiederholen.

Wirkung/Feedback:
- Kräftigung der Rückenmuskulatur sowie der unteren Schulterblattfixatoren (M. trapezius, unterer Anteil; Mm. rhomboidei).

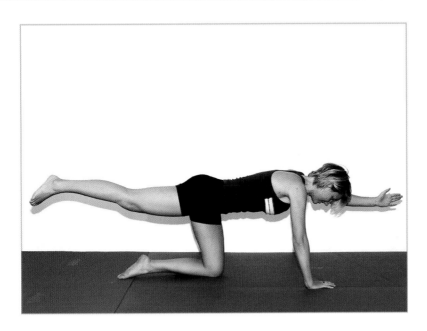

Abb. 30: Waage

Ausgangsposition: Vierfüßlerstand.

Wenn Sie die „halbe Waage" gut beherrschen, heben Sie zusätzlich den gegenseitigen Arm bis zur Waagerechten (rechter Arm/linkes Bein). Dabei den Nacken gerade lassen (Blick nach unten oder schräg nach vorn). 10 s halten, dann Arme und Beine wechseln. Übung 3-5 x wiederholen.

Wirkung/Feedback:
- Kräftigung der Rückenmuskulatur sowie der unteren Schulterblattfixatoren (M. trapezius, unterer Anteil; Mm. rhomboidei).

Kleine Bogenbrücke

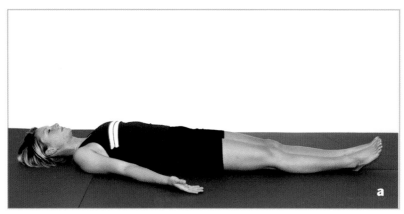

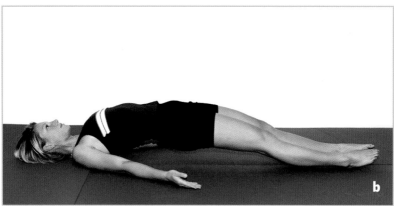

Abb. 31 a-b: Kleine Bogenbrücke

Ausgangsposition: Rückenlage; Beine gestreckt; Arme sind auf dem Bauch verschränkt.

Heben Sie den Rumpf vom Boden ab, sodass Sie nur noch mit den Schultern und Fersen Bodenkontakt haben.

Wirkung/Feedback:
- Ganzkörperkräftigungsübung der gesamten Streckmuskulatur.
- Anspannung im Rücken.

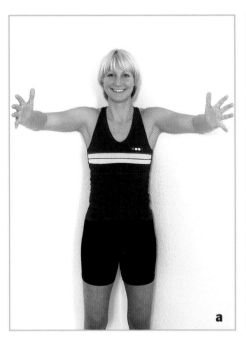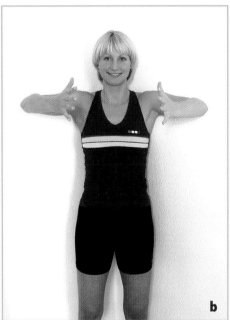

Abb. 32 a-b: Eckensteher

Ausgangsposition: Stand.

Stellen Sie sich mit dem Rücken in eine Raumecke. Heben Sie die Ellbogen bis auf Schulterhöhe, sodass die gebeugten Ellbogen die Wand berühren. Die Handgelenke und Hände sind gestreckt, wobei sich die Handflächen „anschauen". Bewegen Sie die Unterarme mehrmals (5-10 x) wie gegen einen Widerstand nach außen.

Wirkung/Feedback:
* Kräftigung der unteren Schulterblattfixatoren (M. trapezius, unterer Anteil; Mm. rhomboidei).

Bauchmuskelkräftigung

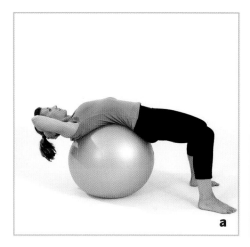
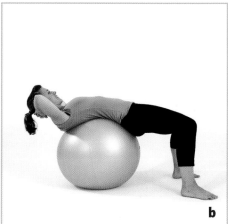

Abb. 33 a-c: Bauchmuskelkräftigung auf dem Gymnastikball

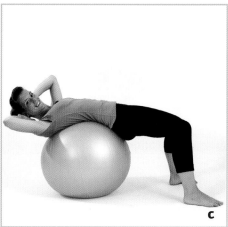

Ausgangsstellung: Rückenlage auf dem Gymnastikball.
Legen Sie sich rücklings auf den Gymnastikball. Die Hände befinden sich hinter dem Kopf und stützen diesen (nicht ziehen!). Blickrichtung zur Decke. Lassen Sie sich über den Ball nach hinten sinken. Bewegen Sie nun Ihren Oberkörper bis in die Waagerechte, sodass Oberschenkel, Rumpf und Kopf eine Linie bilden. Dabei ruhig weiteratmen.
6-10 Wiederholungen.
Führen Sie die Bewegung langsam und fließend aus.

Variante (Abb. 33c): Führen Sie die Übung mit einer leichten Drehung nach rechts (Blickrichtung zum rechten Knie) aus.
6-10 Wiederholungen.

Anschließend führen Sie die Übung zur linken Seite aus.

Wirkung/Feedback:
• Kräftigung der geraden und schrägen Bauchmuskulatur.

Übungen mit dem Thera-Band®

Beim Thera-Band® handelt es sich um ein Naturprodukt aus reinem Latex. Die farbigen Bänder kennzeichnen unterschiedliche Widerstandsstärken, von sehr geringer bis sehr hoher Zugkraft. So ist im Gruppentraining für jedes Alter und jeden Leistungsstand eine individuelle Belastung möglich. Zusätzlich kann die Übungsintensität über die Länge der Bänder und die Vordehnung gesteuert werden. Wählen Sie die Bänder so, dass Sie pro Übung 6-10 Wiederholungen schaffen (Empfehlung: gelb oder rot!). Mit dem Thera-Band® können Sie neben der Kraft auch die Koordination trainieren.

Tab. 1: Thera-Band®

Bandfarbe	Zugkraft
Gelb	Leicht
Rot	Mittel stark
Grün	Stark
Blau	Extra stark
Schwarz	Spezial stark
Silber	Super schwer
Gold	Maximal schwer

Vorteile dieses Trainingsgeräts:
- Klein und leicht, d. h. gut zu transportieren.
- Einfache Handhabung.
- Alle Muskelgruppen können trainiert werden.
- Ortsunabhängige Trainingsmöglichkeit.

Bandpflege:
- Das Band nicht längere Zeit in der Sonne oder auf der Heizung liegen lassen, es wird sonst brüchig.
- Ab und zu mit Puder (Talkum- oder Babypuder) bestäuben, damit es geschmeidig bleibt und nicht verklebt.
- Damit Sie lange Freude an den Bändern haben, sollten Sie mechanische Einwirkungen und scharfe Gegenstände von den Bändern fernhalten (spitze Fingernägel, scharfkantige Ringe, harte Sohlenprofile u. a.).

Übungsausführung:

- Alle Übungen langsam ausführen, keine ruckartigen oder schnellen Bewegungen machen, sondern die Spannung langsam aufbauen und genauso langsam wieder abbauen (nicht zurückschnellen lassen), bis das Band ganz gespannt ist.

- Nehmen Sie eine gute Körperhaltung ein: Ganzkörperspannung aufbauen, kein Hohlkreuz, Schultern nach hinten unten, nur die angegebenen Bewegungen ausführen (siehe Kap. 2.1).

- Voraussetzung für Übungen mit dem Thera-Band® bildet dessen richtige Handhabung. Das Thera-Band® wird stets gewickelt, nicht festgehalten! Das Greifen des Bandes aktiviert das Bewegungsmuster *Beugung* und erschwert die Aufrichtung bzw. Streckung des Körpers.

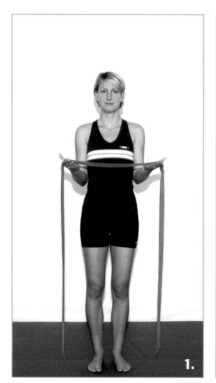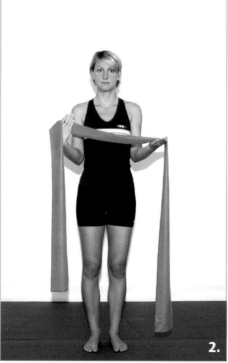

Abb. 34 a-d: Wicklung des Thera-Bandes®

Erster Schritt:
Die Arme hängen locker neben dem Körper, die Ellbogen sind 90° gebeugt, die Hände geöffnet und die Finger gespreizt. Das Thera-Band® läuft zwischen Daumen und Zeigefinger hindurch über den Handteller.

Zweiter Schritt:
Die Finger und Hände bewegen sich zum Körper hin.
Tipp: Erst die rechte, dann die linke Hand, nicht gleich mit beiden gleichzeitig.

Dritter Schritt:
Die Finger „schlüpfen" unter dem Thera-Band® hindurch.
Vorsicht: Das Thera-Band® soll nicht über den Handrücken abrutschen.

Vierter Schritt:
Die Hände wieder öffnen und die Finger spreizen. Das Thera-Band® ist nun fest um den Handrücken geschlungen und muss nicht mehr festgehalten werden. Es hält sich selbst.

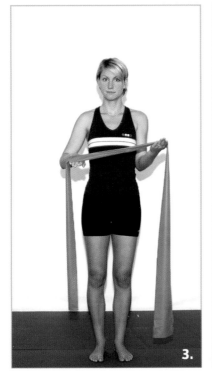 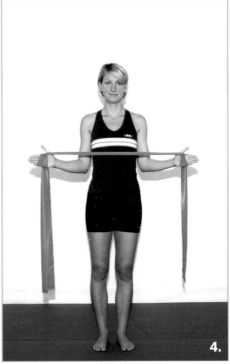

30 **Auswärtsdrehung der Arme**

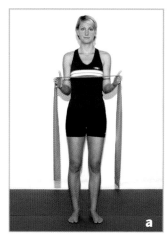

Ausgangsposition: Aufrechter Stand; Thera-Band®-Wicklung (siehe oben), Unterarme parallel nach vorn gestreckt, Ellbogen 90° gebeugt.

Beide Hände langsam nach hinten außen bewegen (Auswärtsdrehung der Unterarme), bis das Thera-Band® gespannt ist; dann der Spannung des Bandes langsam nachgeben, die Ellbogen bleiben am Körper.

Wirkung/Feedback:
- Kräftigung der aufrichtenden Muskulatur.
- Kräftigung der unteren Schulterblattfixatoren (M. trapezius, unterer Anteil; Mm. rhomboidei).
- Aufrechter, lockerer Stand.

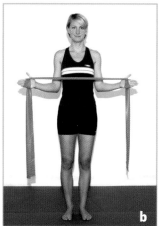

Abb. 35 a-c: Auswärtsdrehung der Arme

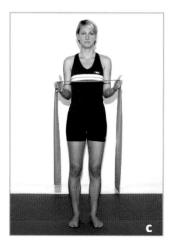

Ausgangsposition: Aufrechter Stand. Die Arme sind rechtwinklig zur Seite abgewinkelt. Die Unterarme zeigen nach oben, die Handflächen nach vorn (Händehochstellung). Thera-Band®-Wicklung (siehe oben), das Thera-Band® verläuft hinter dem Kopf.

Die Unterarme vor dem Gesicht zusammenführen, bis die Ellbogen und Handflächen sich berühren, der Kopf drückt gegen das Thera-Band® nach hinten (Blick geradeaus).

Wirkung/Feedback:

* Kräftigung der Brust- und Halswirbelsäulenstrecker.

Abb. 36 a-c: Nackenstreckung

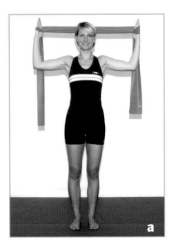

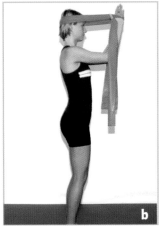

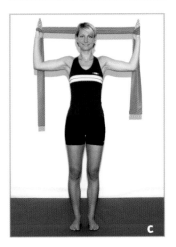

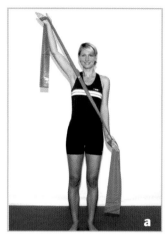

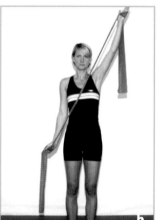

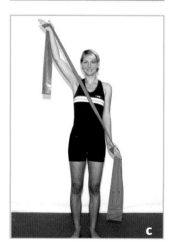

Ausgangsposition: Aufrechter Stand. Thera-Band®-Wicklung (siehe oben). Der linke Arm ist senkrecht nach unten gestreckt, die Handfläche zeigt nach unten, die Fingerspitzen schräg nach vorn außen. Der rechte Arm ist senkrecht nach oben gestreckt (dicht am Ohr anliegend). Die Handfläche zeigt nach oben, die Fingerspitzen nach hinten außen.

Das Thera-Band® wird diagonal vor dem Körper gespannt und dann werden die Armpositionen gewechselt.

Wirkung/Feedback:
- Kräftigung der aufrichtenden Muskulatur und der Schultergürtelmuskulatur (Rotatorenmanschette).
- Aufrechter, lockerer Stand.

Abb. 37 a-c: Schulterübung

2.4   Augenmuskelübungen

Unsere Augäpfel sind jeweils zwischen vier Muskeln aufgehängt, mit deren Hilfe wir sie nach allen Richtungen „nach außen, innen, oben und unten" bewegen können. Auch diese Muskel können, genauso wie alle anderen, überlastet werden und verspannen. Die Folgen können Kopfschmerzen, Augenbrennen und Müdigkeit sein. Der regelmäßige Lidschlag verteilt die Tränenflüssigkeit gleichmäßig über das Auge und schützt somit die empfindliche Hornhaut vor dem Austrocknen.

Auch die Augenlinse ist in einen Muskelring eingebettet (Ziliarmuskel), der die Einstellung des Nah- und Fernsehens übernimmt (Akkommodation). Beim Blick in die Nähe wird der Ziliarmuskel angespannt, die Linse verdickt sich. Beim Blick in die Ferne ist die Augenlinse flach und der Ziliarmuskel entspannt. Während längerer Arbeit im Nahbereich (vor allem Bildschirmarbeit) muss sowohl die Richtung des Augapfels als auch die Linsendicke über lange Zeit in einer konstanten Einstellung gehalten werden. Deshalb ist es wichtig, auch den Augenmuskeln regelmäßige Entspannung zu gönnen. Dazu gehört der Blick in die Ferne (Entspannung des Ziliarmuskels), ein regelmäßiger Lidschlag, um dem trockenen Auge vorzubeugen, sowie die Entspannung der Muskeln, die den Augapfel bewegen.

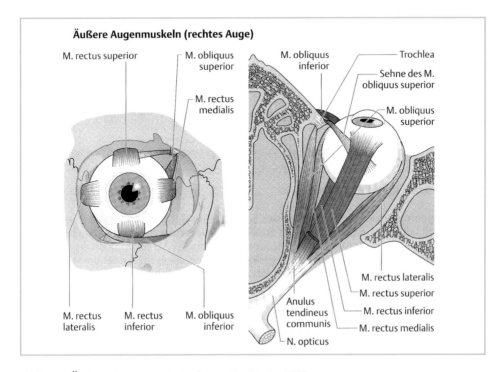

Abb. 38: Äußere Augenmuskeln (Lang, 2000, S. 472)

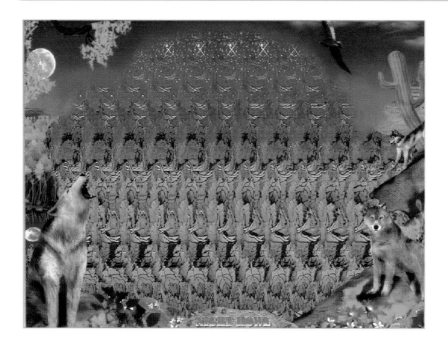

Abb. 39: 3-D-Bild

Wenn Sie an Ihrem Arbeitsplatz ein Fenster nach draußen haben, dann schauen Sie von Zeit zu Zeit auf den am weitesten entfernten Punkt. Ideal wäre es, wenn Sie den Horizont sehen könnten (Augenmuskeleinstellung auf unendlich). Aber auch die gegenüberliegende Straßenseite bietet ein lohnendes Ziel.

Befindet sich Ihr Arbeitsplatz jedoch nicht in Fensternähe, dann sollten Sie sich ein sogenanntes 3-D-Bild zurechtlegen, um es regelmäßig zu betrachten. Diese auch als „magische Bilder" bezeichneten Objekte erfordern die Ferneinstellung des Auges mit Entspannung des Ziliarmuskels, um einen räumlichen Bildeindruck zu erreichen.

Wirkung/Feedback:
• Ferneinstellung mit Entspannung des Ziliarmuskels und der Augenlinse.

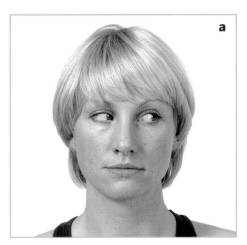
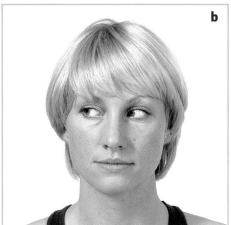

Abb. 40 a-d: Augenkreuzen

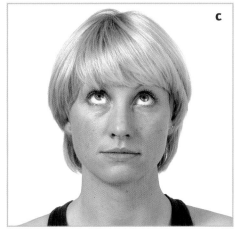

Schauen Sie nacheinander mit beiden Augen nach links, rechts, oben und nach unten. Versuchen Sie, Gegenstände zu erfassen, die ganz am Rande Ihres Blickfeldes liegen. Die Augen zeichnen dabei ein Kreuz. Bewegen Sie dabei nicht den Kopf. Wiederholen Sie die Übung 2-3 x.

Wirkung/Feedback:
- Wechselseitige An- und Entspannung der seitlichen, oberen und unteren Augenmuskeln.
- Stabilisierung der oberen Halswirbelsäule (Kopfgelenkrotatoren).

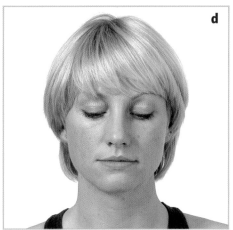

35 **Augen-X**

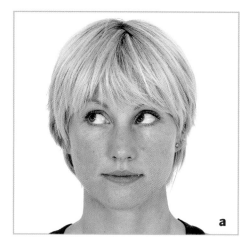
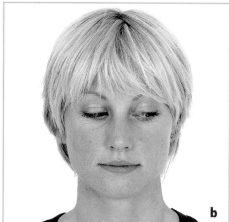

Abb. 41 a-d: Augen-X

Wenden Sie den Blick jeweils von rechts oben nach links unten und dann von links oben nach rechts unten. Die Augen beschreiben ein X. Bewegen Sie dabei nicht den Kopf.

Wirkung / Feedback:

- Wechselseitige An- und Entspannung der seitlichen, oberen und unteren Augenmuskeln.
- Stabilisierung der oberen Halswirbelsäule (Kopfgelenkrotatoren).

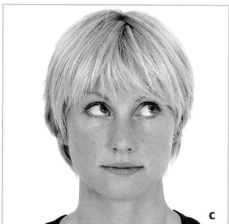
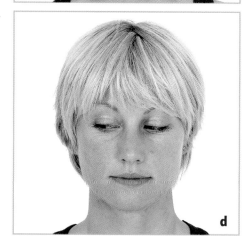

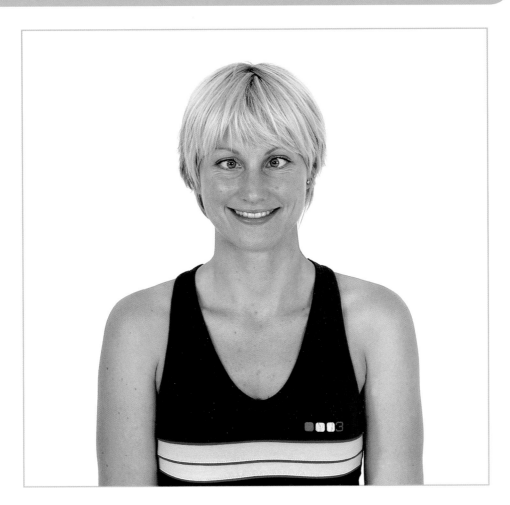

Abb. 42: Schielen

Schielen Sie kurz auf Ihre Nasenspitze und schauen Sie wieder geradeaus.

Wirkung/Feedback:
- Entspannung der inneren Augenmuskeln.

37 **Lidentspannung**

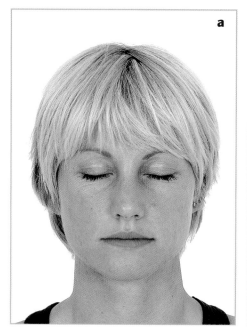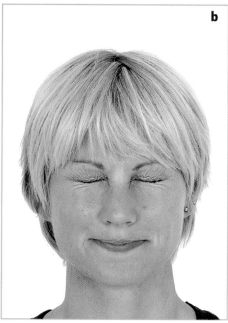

Abb. 43 a-b: Lidentspannung

Schließen Sie für einige Sekunden locker die Augenlider. Abschließend kneifen Sie die Augen fest zusammen, um sie dann wieder zu entspannen.

Wirkung/Feedback:
- Entspannung der Augenlider.
- Anfeuchtung des Auges.

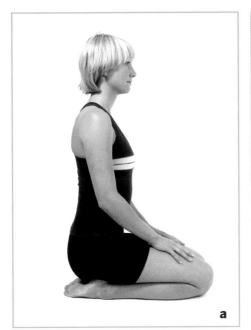 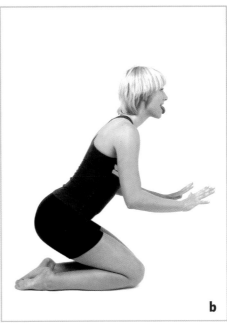

Abb. 44 a-b: Löwe

Ausgangsposition: Fersensitz, die Hände liegen locker auf den Oberschenkeln.

Richten Sie sich in den Knien halb auf und spreizen Sie die Unterarme und Finger nach vorn. Reißen Sie gleichzeitig die Augen auf und schielen Sie zur Nasenspitze. Strecken Sie nun die Zunge, so weit Sie können, heraus.

Diese Übung kostet einige Überwindung, weil sie unseren Konventionen widerspricht. Üben Sie deshalb ohne Zuschauer. Lassen Sie sich dennoch nicht von der Ausführung der Übung abhalten, weil sie sehr wirkungsvoll ist und viele Einzelübungen (Aufrichtung; Augen- und Zungenaktivierung) in einer Übung vereint und damit die Wirkung potenziert.

Wirkung/Feedback:
* Augenmuskelentspannung.
* Zungenmobilisierung.
* Aufrichtung.
* Stressabbau.

2.5 Zungenmobilisierung und Kaumuskulatur

Die Zunge ist ein richtiges „Mehrzweckorgan", da es zum Schmecken, Tasten, Kauen, Schlucken, Saugen und Sprechen dient.

Unsere Zunge ist sehr verformbar und beweglich. Zum einen stellt die Zunge selbst einen Muskelkörper dar, sie wird aber noch zusätzlich von Muskeln gesteuert, die vom Unterkiefer, Zungenbein und Schädel zur Zunge ziehen. So gibt es direkte anatomische Zusammenhänge zwischen HWS, Kiefer- und Schultergelenk. Darum darf bei der Behandlung des Kopf-Nacken-Schulter-Syndroms die Zunge nicht vergessen werden.

Zu Beginn ist es sicherlich etwas ungewohnt, die eigene Zunge anzufassen und mit ihr Übungen durchzuführen. Nehmen Sie sich Zeit, nach der ersten Überwindung ist es meistens kein Problem mehr.

Legen Sie sich ein fusselfreies, angefeuchtetes Tuch über Ihre Finger und fassen Sie so Ihre Zungenspitze. Alle gezeigten Übungen bitte sehr vorsichtig ausführen. Sollte es zu einem Würgereflex kommen, haben Sie wahrscheinlich zu fest an der Zunge gezogen.

Mit der Bewegung von Augen und Zunge ist eine Aktivierung der kurzen Wirbelsäulenmuskulatur, vor allem im Bereich der Kopfgelenke, verbunden, jeweils in die Richtung der Bewegung von Augen und Zunge. Dabei werden bei gegensätzlicher Bewegung von Augen und Zunge die kurzen Wirbelsäulenmuskeln in beide Richtungen aktiviert, sodass ein wechselseitiger Zug an den kleinen Wirbelgelenken entsteht. Eine Kombination der bereits beschriebenen Augenübungen mit den hier vorgestellten Zungenübungen führt somit zu einer Mobilisierung der Kopfgelenke.

Wirkung/Feedback
- Wahrnehmungsschulung.
- Entspannung/Aktivierung der an der Zungenbewegung beteiligten Muskeln.
- Stabilisierung der HWS (Übungen 40, 42-45) und Mobilisierung der kurzen Nackenrotatoren und Kopfgelenke (Übungen 46, 47).

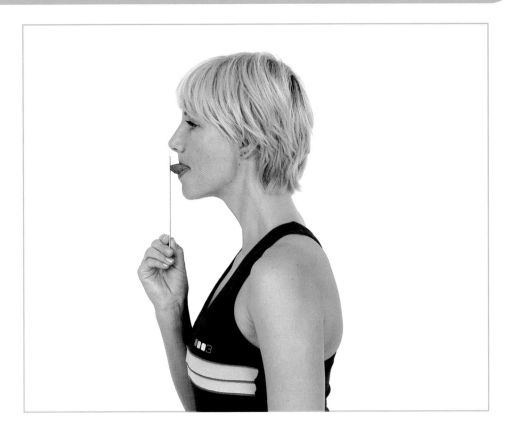

Abb. 45: Zungendrücken

Ausgangsposition: Aufrechter Sitz.

Halten Sie einen Spatel- oder Löffelstiel vor den Mund und drücken Sie mit der Zunge so kräftig dagegen, dass Sie ihn wegdrücken.

40 Seitliches Zungendrücken

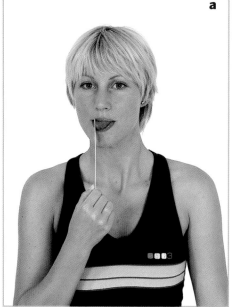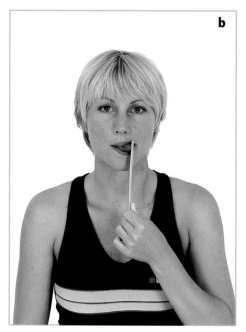

Abb. 46 a-b: Seitliches Zungendrücken

Ausgangsposition: Aufrechter Sitz.

Strecken Sie die Zunge raus und halten Sie längs des Zungenrandes einen Spatel- oder Löffelstiel. Drücken Sie mit der Zunge kräftig dagegen, sodass Sie den Spatel- oder Löffelstiel wegdrücken. Wiederholen Sie die Übung nach rechts und links jeweils 2-3 x.

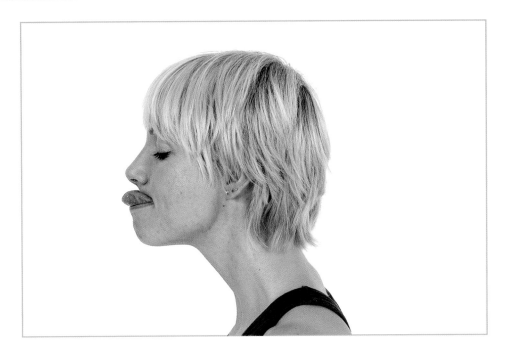

Abb. 47: Zungen-Nase-Übung

Ausgangsposition: Aufrechter Sitz.

Strecken Sie Ihre Zunge so weit heraus, dass Sie möglichst mit der Zungenspitze Ihre Nase erreichen.

Zungenmobilisierung nach vorn

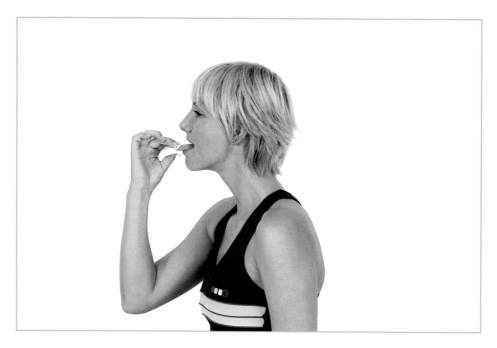

Abb. 48: Zungenmobilisierung nach vorn

Ausgangsposition: Aufrechter Sitz.

Strecken Sie die Zunge heraus und fassen Sie mit einem angefeuchteten, fusselfreien Tuch Ihre Zungenspitze. Ziehen Sie die Zunge nun ganz langsam nach vorn heraus. Lassen Sie dabei den Zungenmuskel möglichst locker. Anschließend ziehen Sie die Zunge ganz langsam aktiv wieder zurück und spannen den Zungenmuskel dabei an. Wiederholen Sie die Übung 2-3 x.

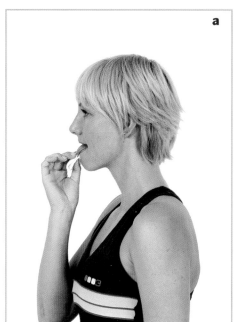 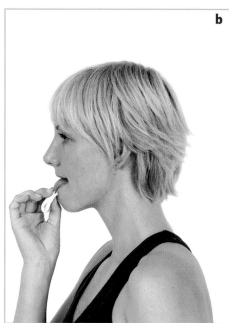

Abb. 49 a-b: Zungenmobilisierung nach unten

Ausgangsposition: Aufrechter Sitz.

Führen Sie die Übung analog der Übung 42 aus. Ziehen Sie die Zunge aber diesmal anstatt nach vorn langsam nach unten heraus.

44 **Zungenmobilisierung seitlich**

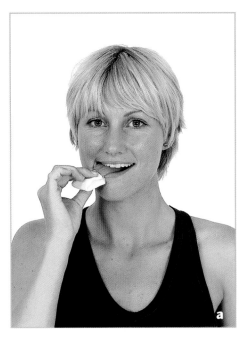 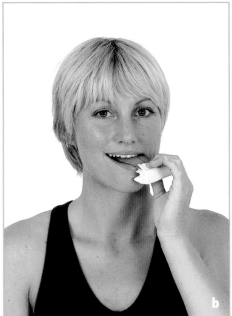

Abb. 50 a-b: Zungenmobilisierung seitlich

Ausgangsposition: Aufrechter Sitz.

Führen Sie die Übung analog der Übung 42 aus. Ziehen Sie die Zunge aber diesmal anstatt nach vorn langsam seitlich nach rechts/links unten heraus.

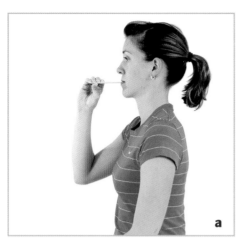

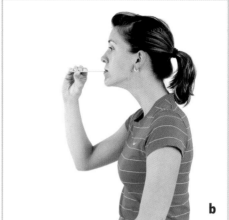

Abb. 51 a-d: Dynamische Zungenmobilisierung

Ausgangsposition: Aufrechter Sitz.

Führen Sie die Übung analog der Übung 42 aus. Gehen Sie der Bewegung der Zunge mit dem Kopf nach, sodass sich der Kopf nach vorn bewegt bzw. die Brustwirbelsäule gebeugt wird (Katzenbuckel). Richten Sie beim Zurückziehen der Zunge Hals- und Brustwirbelsäule wieder auf.

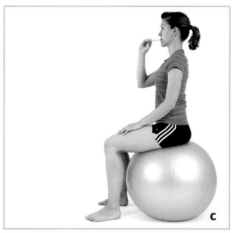

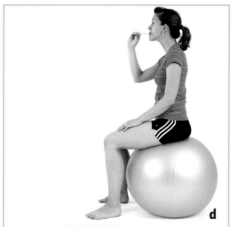

Kopfgelenkmobilisierung seitlich

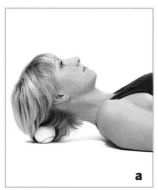 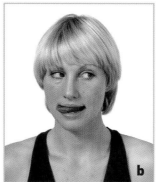 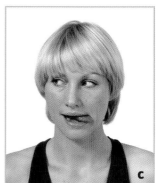

Abb. 52 a-c: Kopfgelenkmobilisierung seitlich

Ausgangsposition: Rückenlage, am besten mit dem Hinterkopf auf einem Tennisball.

Strecken Sie die Zunge nach rechts heraus. Schauen Sie nun mit den Augen nach links. Strecken Sie anschließend die Zunge nach links heraus, schauen Sie mit den Augen nach rechts. Bewegen Sie dabei nicht den Kopf (sonst fällt der Kopf vom Tennisball herunter). Wiederholen Sie die Übung 5-7 x nach jeder Seite.

Variante: Führen Sie die Übung im Sitzen aus. Achten Sie darauf, auch hierbei nicht den Kopf zu bewegen.

Wirkung/Feedback:
* Aktivierung der kurzen Wirbelsäulenmuskulatur (Rotatoren), vor allem im Bereich der Kopfgelenke, Stabilisierung des Kopfs.
* Mobilisierung von Kopfgelenkblockierungen, ggf. Verminderung von halswirbelsäulenbedingtem Schwindel und Ohrgeräuschen.
* Entspannung der Zungenbeinmuskulatur (supra- und infrahyale Muskulatur) und der Augenmuskeln.
* Verbesserung der Körperwahrnehmung durch Entspannung des Nackenrezeptorenfeldes.

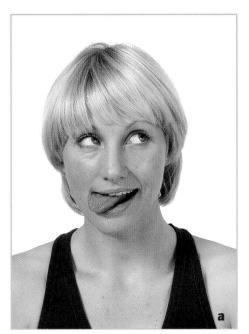 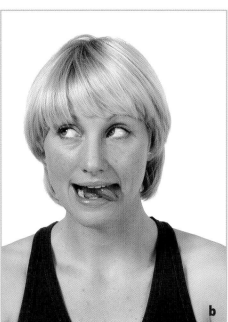

Abb. 53 a-b: Kopfgelenkmobilisierung quer

Ausgangsposition: Rückenlage, am besten mit dem Hinterkopf auf einem Tennisball.

Strecken Sie die Zunge nach rechts unten heraus, schauen Sie jetzt mit den Augen nach links oben. Strecken Sie anschließend die Zunge nach links unten heraus, schauen Sie nun mit den Augen nach rechts oben. Bewegen Sie dabei den Kopf nicht (sonst fällt der Kopf vom Tennisball herunter).

Wirkung / Feedback:
- Aktivierung der kurzen Wirbelsäulenmuskulatur (Rotatoren), vor allem im Bereich der Kopfgelenke, Stabilisierung des Kopfs.
- Mobilisierung von Kopfgelenkblockierungen, ggf. Verminderung von halswirbelsäulenbedingtem Schwindel und Ohrgeräuschen.
- Entspannung der Zungenbeinmuskulatur (supra- und infrahyale Muskulatur) und der Augenmuskeln.
- Verbesserung der Körperwahrnehmung durch Entspannung des Nackenrezeptorenfeldes.

48 Kaumuskelentspannung

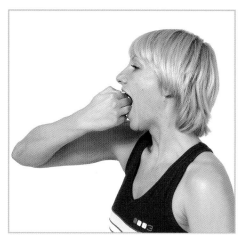

Abb. 54: Test

Ausgangsposition: Aufrechter Sitz.

Die Mundöffnung wird durch eine Verspannung des Kaumuskels begrenzt. Nor-
malerweise sollte sie drei Querfinger betragen (Abb. 54). Ist sie geringer, helfen
Ihnen die Übungen 48 und 49, Ihre Kaumuskeln zu entspannen.

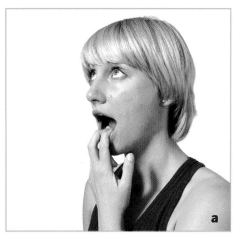
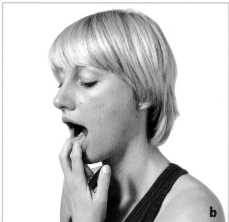

Abb. 55 a-b: Kaumuskelentspannung

Öffnen Sie den Mund, so weit Sie können. Legen Sie Zeige- und Mittelfinger auf die
untere Zahnreihe. Drücken Sie ganz leicht den Unterkiefer gegen Ihre Finger, als wollten Sie den Mund schließen. Halten Sie die Spannung 10 s, atmen Sie tief ein. Atmen
Sie aus und lösen Sie dabei die Spannung. Ziehen Sie mit den Fingern ganz leicht den
Unterkiefer nach unten, sodass sich der Mund etwas weiter öffnet. Wiederholen Sie
die Übung 2-3 x.

Wirkung/Feedback:
* Entspannung der seitlichen Kaumuskeln (M. masseter).
* Vergrößerung der Mundöffnung.

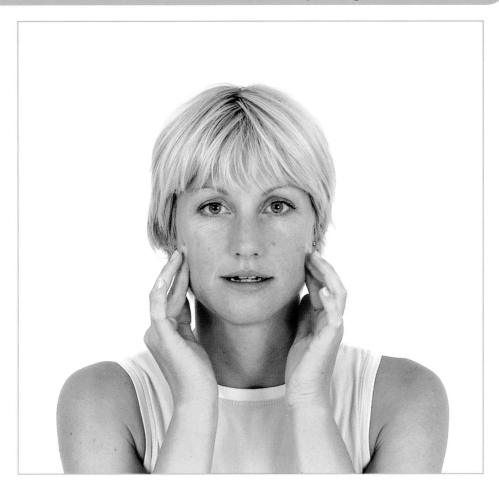

Abb. 56: Entspannung des Kaumuskels

Ausgangsposition: Aufrechter Sitz.

Legen Sie Ihre Finger auf die Wangen. Beißen Sie die Zähne leicht zusammen. So spüren Sie einen Muskelbauch im Bereich der Backenzähne. Den Biss nun lösen und den Mund leicht öffnen. Unter leichtem Druck Ihrer Finger Richtung Zähne ziehen Sie diesen Muskel nach unten in die Länge.

Wirkung / Feedback:
- Entspannung des Kaumuskels (M. masseter).
- Vergrößerung der Mundöffnung.

50 **Entspannung des Schläfenmuskels**

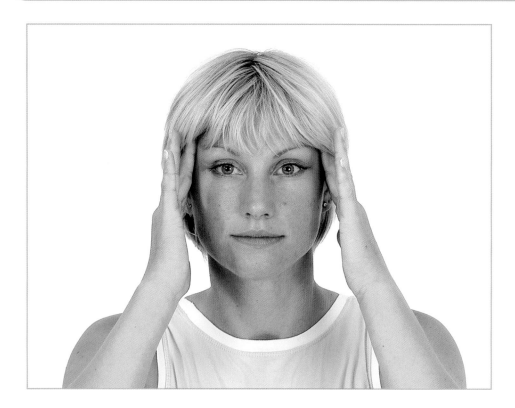

Abb. 57: Entspannung des Schläfenmuskels

Ausgangsposition: Aufrechter Sitz.

Der Schläfenmuskel gehört ebenfalls zur Kaumuskulatur. Zu seiner Entspannung dient Übung 50.

Legen Sie Ihre Finger beidseits auf die Schläfen und führen Sie leichte, kreisende Bewegungen nach außen aus. Sie können die Augen dabei auch schließen.

Wirkung/Feedback:
- Entspannung des Schläfenmuskels (M. temporalis).
- Geeignet auch bei Kopfschmerzen in diesem Bereich.

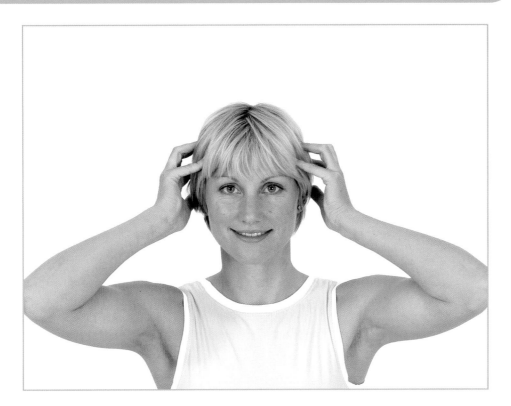

Abb. 58: Entspannung der Kopfschwarte

Ausgangsposition: Aufrechter Sitz.

Legen Sie Ihre Finger fächerförmig über den Ohrmuscheln auf die Haare. Suchen Sie mit den Fingerspitzen den Kontakt zur Kopfhaut und führen Sie leichte, kreisende Bewegungen auf der Kopfhaut durch.

Manchmal kann es auch sehr entspannend sein, sich selbst die Haare zu raufen oder sich an den Haaren zu ziehen. Natürlich sehr vorsichtig und ohne die Frisur zu zerstören!

Wirkung/Feedback:
*   Entspannung der Kopfschwarte (Galea aponeurotica).
*   Geeignet auch bei Kopfschmerzen in diesem Bereich.

2.6   Sensomotorisches Training auf dem Trampolin

Alle Körperhaltungen und Körperbewegungen beinhalten Gleichgewichtsaspekte, sei es das Stehen, Gehen oder Laufen, das Werfen, Hinsetzen oder Aufstehen usw. Das Gleichgewicht bildet somit die Voraussetzung für alle koordinativen Bewegungsmuster im Raum. Beispielsweise stellt allein die aufrechte Körperhaltung eine Gleichgewichtsleistung des menschlichen Körpers dar, in der die einwirkenden äußeren Kräfte, die Schwerkraft sowie die Kräfte der Fort- und Drehbewegung reguliert werden. Letztlich zeigen alle aktiven Bewegungen in der Summe Veränderungen von Gleichgewichtszuständen auf. Dies vor allem dann, wenn die Bewegung in unsicheren Situationen, z. B. auf instabilen Untergründen, wie dies auf dem Trampolin der Fall ist, stattfindet.

Trampolin

Auf dem Trampolin finden alle Körperbewegungen primär in der Transversalebene (nach oben und unten) unter ständiger und direkter Ausnutzung der in dieser Richtung wirkenden Schwerkraft statt. Der Vorteil gegenüber ähnlichen Trainingsformen auf festem Untergrund (z. B. Seilspringen; Laufen) besteht darin, dass der Bremsweg auf dem gefederten Trampolin länger ist als auf einer harten Unterlage. Dadurch werden Belastungsspitzen und Überbeanspruchungen des passiven und aktiven Stütz- und Bewegungssystems vermieden.

Im Gegensatz zur weit verbreiteten Meinung findet keine erhöhte Belastung von Gelenken und Bandscheiben statt, da die weich gefederte Matte des Trampolins Belastungen besser abfedert als der normale (harte) Untergrund.

Jede Schwingung auf dem Trampolin stellt eine rhythmische, mechanische Belastung (Druck- und Zugbelastung) für den passiven und aktiven Bewegungsapparat dar, wodurch ein gleichmäßiger Bildungsreiz für alle Gewebe generiert wird.

Die Übungssituation auf dem Trampolin ist zudem dadurch gekennzeichnet, dass der Trainierende beim Schwingen und Springen auf einer Stelle seinen Körperschwerpunkt innerhalb der Unterstützungsfläche zentrieren muss. Durch diese Aktivität erfährt der Körper einen größeren Drehimpuls um die Horizontalachse als auf festem Untergrund. Dadurch wird der Trainierende dazu veranlasst, seine Extremitäten und seinen Rumpf entsprechend zu verlagern.

Zusätzlich werden beim Schwingen auf dem Trampolin neurophysiologische Aufrichtungsimpulse angebahnt. Diese betreffen insbesondere die Vestibularaktivität (Gleichgewichtsapparat) und den monosynaptischen Dehnungsimpuls für die gesamte Antischwerkraftmuskulatur. Auf Grund der ständigen neurophysiologischen Aufrich-

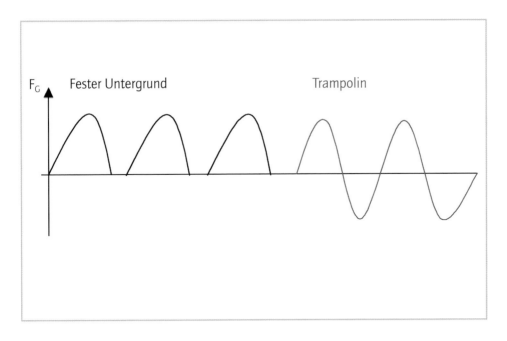

Abb. 59: Belastungscharakteristik

tungsimpulse auf dem Trampolin wird die aufrechte Körperhaltung im motorischen Gedächtnis gespeichert und so die Grundlage für ein neues Haltungs- und Bewegungsbewusstsein gelegt (Placht & Weiland, 1998).

Das Training auf dem Trampolin spricht vor allem die kleinen, monosegmentalen Rückenstrecker an, die dem Willen entzogen sind und deshalb nur reflektorisch trainiert werden können. Dies stellt einen wichtigen Beitrag zur Verbesserung der Funktionsfähigkeit des tiefen Stabilisierungssystems und damit zur besseren Haltungskontrolle dar. Deshalb ist das Trampolin ein ideales Trainingsgerät für Rückenschmerzpatienten.

Das Trampolin wird bereits erfolgreich in der Sportphysiotherapie bei Nachbehandlungen von Frakturen aller Art eingesetzt. Auch in der Nachbehandlung von neurologischen Erkrankungen, wie z. B. Hemiplegiepatienten (Halbseitenlähmung nach Schlaganfall) und Patienten mit Querschnittslähmung, konnten gute therapeutische Ergebnisse erzielt werden. Des Weiteren findet es in der Senso- und Psychomotorik in Kombination mit der konzentrativen Bewegungstherapie und Feldenkrais Anwendung. Das Trampolin stellt eine wesentliche Erweiterung der bisherigen medizinischen Trainingstherapie dar (Placht & Weiland, 1998), da ein gutes Koordinationstraining auch eine Kräftigung der Muskulatur bewirkt.

Wenn im Folgenden vom Trampolin die Rede ist, so ist immer das Minitrampolin gemeint.

Folgende Grundregeln sollten Sie beim Üben auf dem Trampolin beachten:

- Bitte vorher auf die Toilette gehen, denn das Üben auf dem Trampolin stellt eine ungewohnte Beanspruchung des Beckenbodens dar.
- Immer barfuß üben. Dies verbessert die Wahrnehmung und verringert die Unfallgefahr.
- Niemals vom schwingenden Trampolin auf den Boden springen, sondern immer vorher auf dem Trampolin zum Stehen kommen und dann langsam heruntergehen. Durch das Training auf dem Trampolin kommt es zu einer „Verstellung" der Empfindlichkeit der Rezeptoren und infolgedessen zu einer erhöhten Verletzungsgefahr von Bändern und Gelenken beim Aufprall auf dem harten Boden.

Tipp:
Versuchen Sie, nach einer Übungseinheit auf dem Minitrampolin (vor allem nach dem Springen) wie gewohnt auf dem harten Boden zu springen. Sie werden merken, dass das nicht geht.

Merke:
Nicht vom Trampolin herunterspringen.

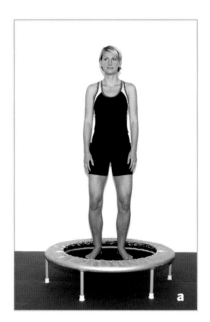 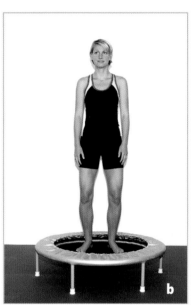

Abb. 60 a-b: Grundschwingen

Ausgangsposition: Grundstellung auf dem Trampolin, d. h.: Die Füße sind hüftbreit auseinander, die ganze Fußsohle hat Mattenkontakt. Die Knie sind etwas gebeugt, die Kniescheiben zeigen leicht nach außen. Leichte Beckenkippung, Oberkörper aufrecht (Marionette), die Arme hängen locker seitlich am Körper. Zum Erspüren der richtigen Beckenkippung siehe Kap. 3.3.

Schwingen Sie gleichmäßig auf und ab, ohne dass dabei die Füße den Kontakt zur Matte verlieren. Achten Sie darauf, dass besonders die Ferse immer unten bleibt, sonst bekommen Sie Muskelkater in der Wade.

Wirkung/Feedback:
• Verbesserung der Koordination (Gleichgewicht).
• Verbesserung der Wahrnehmung (aufrechte Haltung).
• Training der kleinen Rückenmuskeln (Stabilisierungssystem).

53 **Seemann**

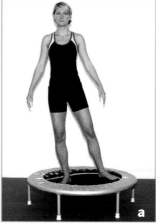

Ausgangsposition: Grundschwingen.

Verlagern Sie Ihr Gewicht, während Sie immer weiter-schwingen, langsam von einem Bein auf das andere, während der Oberkörper aufrecht bleibt und nicht zur Seite kippt. Zwischendurch wieder auf die leicht ge-beugten Kniegelenke achten!

Tipp: Legen Sie sich während des Schwingens ein Buch oder einen Tischtennisschläger auf den Kopf. Damit die-ser nicht herunterfällt, **müssen** Sie aufrecht bleiben.

Während der gesamten Übung schwingen!

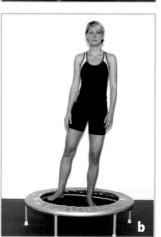

Wirkung/Feedback:
- Verbesserung der Koordination (Gleichgewicht).
- Verbesserung der Wahrnehmung (aufrechte Haltung).
- Training der kleinen Rückenmuskeln (Stabilisierungssystem).

Abb. 61 a-c: Seemann

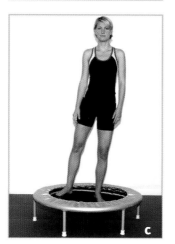

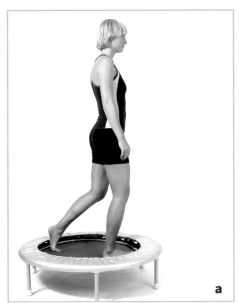 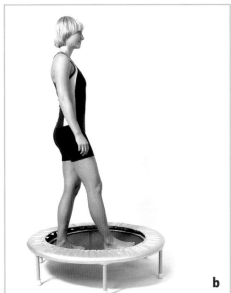

Abb. 62 a-b: Gewichtsverlagerung

Ausgangsposition: Grundschwingen.

Während Sie schwingen, verlagern Sie das Gewicht im Wechsel nach vorn und hinten, von einem Bein auf das andere. Wichtig ist, dass die Kniegelenke leicht gebeugt sind und der Oberkörper aufrecht bleibt.

Während der gesamten Übung schwingen!

Wirkung/Feedback:
- Verbesserung der Koordination (Gleichgewicht).
- Verbesserung der Wahrnehmung (aufrechte Haltung).
- Training der kleinen Rückenmuskeln (Stabilisierungssystem).

55 **Storch**

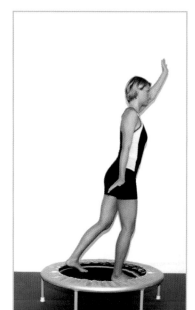 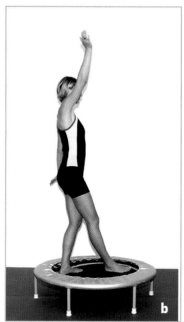

Abb. 63 a-b: Storch

Ausgangsposition: Grundschwingen.

Wenn Sie das Gewicht auf das vordere Bein verlagern, nehmen Sie den gegenseitigen Arm mit nach vorne oben. Beim Zurückschwingen die Arme wechseln.

Während der gesamten Übung schwingen!

Wirkung/Feedback:
- Verbesserung des Gleichgewichts.
- Verbesserung der Wahrnehmung (aufrechte Haltung).
- Training der kleinen Rückenmuskeln (Stabilisierungssystem).

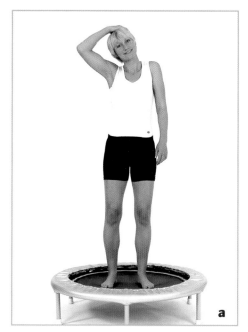 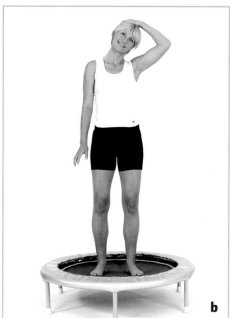

Abb. 64 a-b: Entspannung des Kapuzenmuskels

Ausgangsposition: Grundschwingen.

Neigen Sie den Kopf zu Ihrer rechten Schulter und legen Sie die rechte Hand auf den Scheitel. Lassen Sie beim Schwingen die linke Schulter mit der Schwerkraft absinken, der Kopf sinkt nach rechts. Die rechte Hand hält den Kopf nur, ziehen Sie keinesfalls am Kopf. Anschließend führen Sie die Übung zur linken Seite aus.

Während der gesamten Übung schwingen!

Wirkung/Feedback:
- Entspannung des Kapuzenmuskels (M. trapezius).
- Ziehen an der linken bzw. rechten Halsseite von der oberen Halswirbelsäule bis zur Schulter.
- Verbesserung der Koordination (Gleichgewicht).
- Verbesserung der Wahrnehmung (aufrechte Haltung).
- Training der kleinen Rückenmuskeln (Stabilisierungssystem).

57 **Entspannung des Schulterblatthebers**

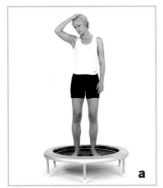 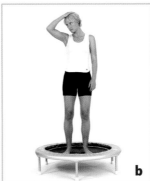 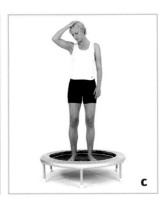

Abb. 65 a-c: Entspannung des Schulterblatthebers

Ausgangsposition: Grundschwingen.

Neigen Sie den Kopf nach vorn rechts, als ob Sie unter Ihre Achsel schauen wollten. Legen Sie die rechte Hand von vorn auf den Scheitel. Lassen Sie beim Schwingen den Kopf mit der Schwerkraft nach unten sinken (Schulterblattheber entspannt). Ziehen Sie nicht am Kopf. Anschließend führen Sie die Übung nach links aus.

Während der gesamten Übung schwingen!

Wirkung/Feedback:
- Entspannung des Schulterblatthebers (M. levator scapulae).
- Ziehen links bzw. rechts entlang der Halswirbelsäule vom zweiten/dritten Halswirbel bis zum oberen Schulterblattwinkel.
- Verbesserung der Koordination (Gleichgewicht).
- Verbesserung der Wahrnehmung (aufrechte Haltung).
- Training der kleinen Rückenmuskeln (Stabilisierungssystem).

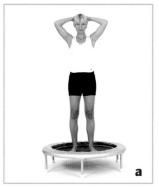 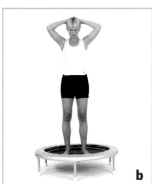 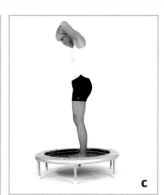

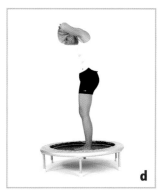

Abb. 66 a-d: Entspannung der langen Nackenstrecker

Ausgangsposition: Grundschwingen.

Verschränken Sie die Hände hinter dem Hinterkopf und neigen Sie das Kinn auf die Brust. Lassen Sie den Kopf beim Schwingen mit der Schwerkraft nach unten sinken (Nackenstrecker entspannt). Führen Sie die Übung vorsichtig aus, um nicht vom Trampolin zu fallen.

Während der gesamten Übung schwingen!

Wirkung/Feedback:
* Entspannung der langen Nackenstrecker (M. longus capitis; M. longus colli).
* Ziehen an der Rückseite des Halses bis in die obere Brustwirbelsäule.
* Verbesserung der Koordination (Gleichgewicht).
* Verbesserung der Wahrnehmung (aufrechte Haltung).
* Training der kleinen Rückenmuskeln (Stabilisierungssystem).

59 **Entspannung der seitlichen Halsmuskeln (Mm. scaleni)**

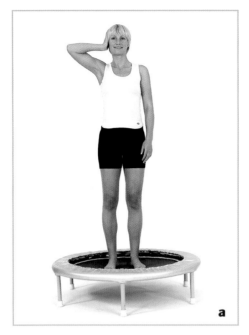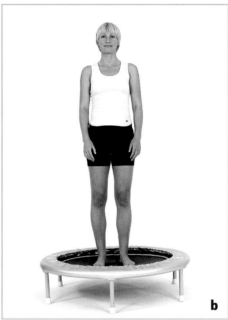

Abb. 67 a-b: Entspannung der seitlichen Halsmuskeln

Ausgangsposition: Grundschwingen.

Legen Sie die Handfläche Ihrer rechten Hand an das rechte Ohr. Der Ellbogen zeigt waagerecht zur Seite. Drücken Sie beim Schwingen mit geringer Kraft das Ohr in die Hand (nicht die Hand ans Ohr). Halten Sie die Spannung 10 s. Lassen Sie den Arm anschließend locker herunterhängen. Entspannen Sie 10 s. Wiederholen Sie die Übung 3 x. Führen Sie die Übung anschließend mit der linken Hand am linken Ohr aus.

Während der gesamten Übung schwingen!

Wirkung/Feedback:
- Entspannung der seitlichen Halsmuskeln (Mm. scaleni).
- Lösen von Blockierungen der ersten Rippe.
- Entlastung der Armnerven und der Lymphgefäße des Arms.
- Verbesserung der Koordination (Gleichgewicht).
- Verbesserung der Wahrnehmung (aufrechte Haltung).
- Training der kleinen Rückenmuskeln (Stabilisierungssystem).

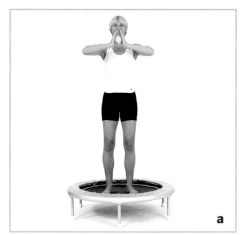

a

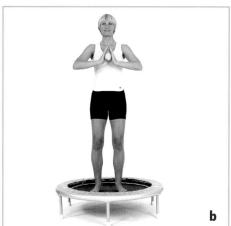

b

Abb. 68 a-c: Entspannung des Brustmuskels am Rippenansatz

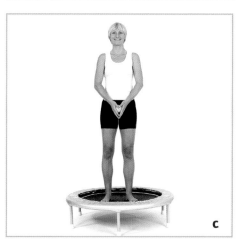

c

Ausgangsposition: Grundschwingen.

Legen Sie vor der Brust Ihre Handflächen aneinander, die Ellbogen zeigen zur Seite. Drücken Sie beim Schwingen mit geringer Kraft die Handflächen gegeneinander (als ob Sie ein rohes Ei zwischen den Händen hätten) und halten Sie die Spannung 10 s. Lassen Sie anschließend die Hände locker herunterhängen. Führen Sie diese Übung mehrmals aus, indem Sie die Hände in unterschiedlicher Höhe vor der Brust halten. Die Höhe entspricht jeweils dem Rippenpaar, an dem dieser Teil des Brustmuskels ansetzt.

Während der gesamten Übung schwingen!

Wirkung / Feedback:
- Entspannung des Brustmuskels (M. pectoralis) in seinen verschiedenen Abschnitten.
- Lösen von Rippenblockierungen am Brustbeinansatz.
- Verbesserung der Koordination (Gleichgewicht).
- Verbesserung der Wahrnehmung (aufrechte Haltung).
- Training der kleinen Rückenmuskeln (Stabilisierungssystem).

61 **Ballkreisen**

Ausgangsstellung: Siehe **Grundschwingen**.

Nehmen Sie einen kleinen Ball und reichen diesen, während Sie schwingen, um Ihren Körper herum. Mal rechtsherum – mal linksherum. Oder auch im großen Bogen vor dem Körper über dem Kopf übergeben.

Während der gesamten Übung schwingen!

Wirkung/Feedback:
- Koordination (Gleichgewicht).
- Training der kleinen Rückenmuskeln (Stabilisierungssystem).

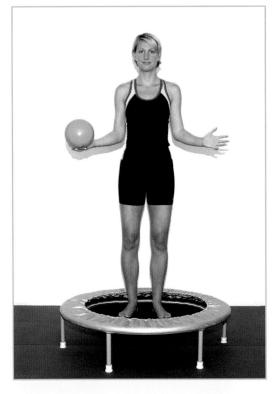

Abb. 69: Ballkreisen

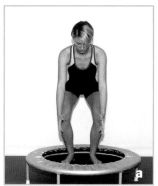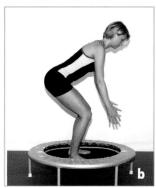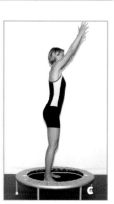

Abb. 70 a-c: Die Wäsche aufhängen.

Hierbei handelt es sich um **die** Grundübung der Rückenschule, die aber erst durch das zusätzliche Schwingen auf dem Trampolin im Unterbewusstsein abgespeichert wird und von dort im Alltag abgerufen werden kann.

Zunächst steht der „Wäschekorb" auf einem Hocker: Beugen Sie sich mit geradem Rücken nach vorn und verlagern Sie Ihren Körperschwerpunkt nach hinten. Stellen Sie sich vor, Sie sind ein Kran, der, um eine Last heben zu können, auf der Gegenseite ein „Gegengewicht" braucht (Ihr Gesäß). Ihr Rücken ist dann gerade, wenn Sie das Gefühl haben, ein Hohlkreuz zu machen (Dies passiert beim Vorneigen nicht!). Stellen Sie sich nun vor, Sie nehmen ein Wäschestück aus dem Korb. Richten Sie sich auf und „hängen" es, so hoch Sie können, auf die Leine. Dabei immer weiterschwingen.

Wenn Sie die Übung bis hierhin beherrschen (aber erst dann), stellen Sie sich vor, der „Wäschekorb" steht auf dem Boden. Neigen Sie sich wieder nach vorn, so weit Sie dies mit geradem Rücken und Gewichtsverlagerung können. Jetzt beugen Sie die Kniegelenke, bis Sie den Grund des „Wäschekorbs" erreichen. Dann die „Last" an den Körper nehmen und aufrichten, danach erst die Knie strecken. Richten Sie sich nun auf und hängen Sie die „Wäsche" über dem Kopf auf. Während der gesamten Übung weiterschwingen.

Üben Sie am besten vor einem Spiegel und haben Sie Geduld, bis Sie das **Wäscheaufhängen** wirklich beherrschen. Das Erlernen eines neuen Bewegungsprogramms erfordert Zeit.

Während der gesamten Übung schwingen!

Wirkung/Feedback:
• Erarbeitung und Training eines neuen Bewegungsprogramms.
• *Automatisieren* der Aufrichtung.

63 **Ballachter**

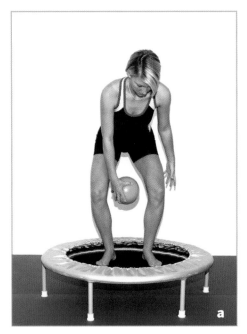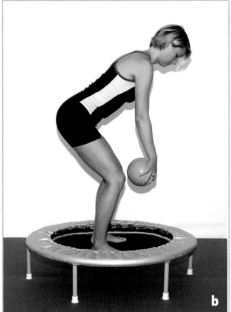

Abb. 71 a-b: Ballachter

Ausgangsposition: Siehe **Grundschwingen**.

Gehen Sie, während Sie immer weiterschwingen, in die tiefe Hocke. Auch hierbei ist der Oberkörper aufrecht (wie beim **Wäscheaufhängen**). Geben Sie den kleinen Ball wechselseitig um den rechten und linken Oberschenkel.

Während der gesamten Übung schwingen!

Wirkung/Feedback:
- Erarbeitung und Training eines neuen Bewegungsprogramms.
- *Automatisieren* der Aufrichtung.

Ausgangsposition: Grundschwingen.

Stellen Sie sich auf das rechte Bein und versuchen Sie, so lange wie möglich, die Balance zu halten. Je besser Sie diese Übung beherrschen, umso mehr achten Sie beim Schwingen darauf, möglichst wenige Wackelbewegungen zu machen. Anschließend mit dem linken Bein üben. Mehrmals wechseln.

Während der gesamten Übung schwingen!

Wirkung/Feedback:
- Koordination (Gleichgewicht).
- Training der kleinen Rückenmuskeln (Stabilisierungssystem).
- Verbesserung der Stabilität der Oberschenkelknochen (Osteoporosevorbeugung).

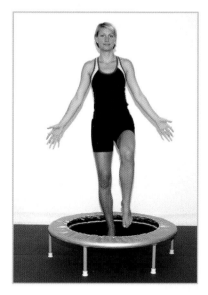

Abb. 72: Einbeinstand

65 **Einen Ball durchgeben**

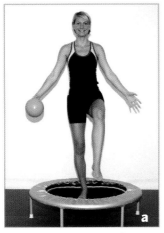

Ausgangsposition: Grundschwingen.

Versuchen Sie, während des Schwingens im Wechsel einbeinig auf dem Trampolin zu stehen. Dabei können Sie den kleinen Ball jeweils unter dem angehobenen Oberschenkel hindurchgeben.

Hinweis: Führen Sie die Übung langsam aus und legen Sie Ihr Hauptaugenmerk auf die aufrechte Haltung, während Sie auf einem Bein stehen.

Während der gesamten Übung schwingen!

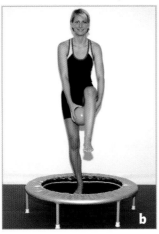

Wirkung/Feedback:
• Koordination (Gleichgewicht).
• Training der kleinen Rückenmuskeln (Stabilisierungssystem).
• Verbesserung der Stabilität der Oberschenkelknochen (Osteoporosevorbeugung).

Abb. 73 a-c: Einen Ball durchgeben

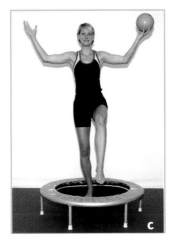

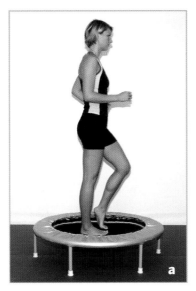 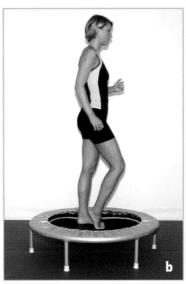

Abb. 74 a-b: Gehen auf der Stelle

Ausgangsposition: Grundstellung, beide Füße stehen nebeneinander.

Gehen Sie im flotten Tempo auf der Stelle, indem Sie nur die Fersen von der Matte lösen und die Zehenspitzen stehen lassen. Nehmen Sie auch die Arme mit.

Wirkung/Feedback:
- Verbesserung des Gleichgewichts.
- Verbesserung der Wahrnehmung (aufrechte Haltung).
- Verbesserung der Ausdauer.

67 | **Reiten**

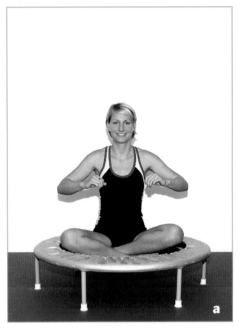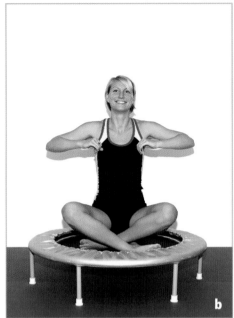

Abb. 75 a-b: Reiten

Ausgangsposition: Schneidersitz; die Arme angewinkelt neben dem Körper.

Schwingen Sie sich nur mithilfe der Arme auf und ab, bis Sie das Gefühl haben, zu reiten oder zu fliegen. Dies kann Ihre Lieblingsübung werden. Zwischendurch die Beine wechseln.

Wirkung/Feedback:
• Ganzkörperentspannungs- und Kräftigungsübung.

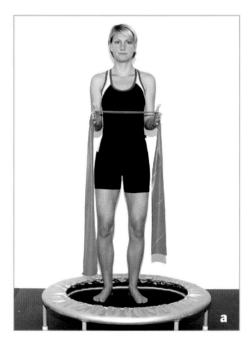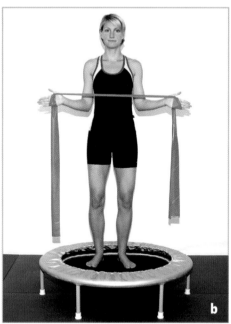

Abb. 76 a-b: Auswärtsdrehung

Ausgangsposition: Grundstellung; Thera-Band®-Wicklung (siehe S. 48/49).

Beide Hände langsam nach hinten außen bewegen (Auswärtsdrehung der Unterarme), bis das Thera-Band® gespannt ist, dann der Spannung des Bandes langsam nachgeben, Ellbogen bleiben am Körper.

Wirkung/Feedback:
- Koordination.
- Training der kleinen Rückenmuskeln.
- Training der unteren Schulterblattfixatoren
  (M. trapezius, unterer Anteil, Mm. rhomboidei).

69 **Nackenübung**

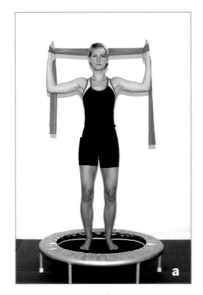 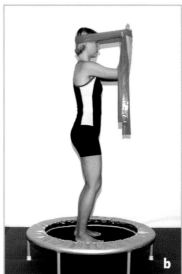

Abb. 77 a-b: Nackenübung

Ausgangsposition: Grundstellung; Thera-Band®-Wicklung (siehe S. 48/49).

Legen Sie in Händehochstellung das Thera-Band® hinter den Kopf, die Blickrichtung bleibt gerade nach vorn. Führen Sie die Hände nach vorn zusammen und drücken Sie dabei den Hinterkopf gegen das Band. Dabei weiterschwingen.

Wirkung/Feedback:
- Kräftigung und Entspannung der Nackenstrecker.
- Kräftigung und Entspannung der Schultergürtelmuskulatur (Rotatorenmanschette).
- Koordination.

Ausgangsposition: Grundstellung; Thera-Band®-Wicklung (siehe S. 48/49). Der linke Arm ist senkrecht nach unten gestreckt, die Handfläche zeigt nach unten, die Fingerspitzen schräg nach vorn außen. Der rechte Arm ist senkrecht nach oben gestreckt (dicht am Ohr anliegend). Die Handfläche zeigt nach oben, die Fingerspitzen nach hinten außen.

Das Thera-Band® wird diagonal vor dem Körper gespannt und dann werden die Armpositionen gewechselt. Dabei weiterschwingen.

Wirkung/Feedback:
* Kräftigung und Entspannung der Schultergürtelmuskulatur (Rotatorenmanschette).
* Koordination.

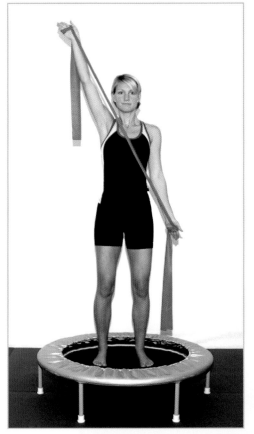

Abb. 78: Schulterübung

71 Laufen mit dem Thera-Band®

Ausgangsposition: Grundstellung.

Schlingen Sie das Thera-Band® um ein Bein des Trampolins und wickeln die Enden wie üblich um die geöffneten Hände (siehe S. 48/49).

Heben Sie die Arme über den Kopf und federn Sie gegen den Widerstand des Bandes, um die Aufrichtung zu erarbeiten. Anschließend gegen den Widerstand des Bandes auf der Stelle laufen.

Achtung! Nicht beide Beine gleichzeitig abheben und springen (Kippgefahr).

Wirkung/Feedback:
- Erleichterung der Aufrichtung und der richtigen Beckenkippung.
- Koordination.
- Ausdauer.

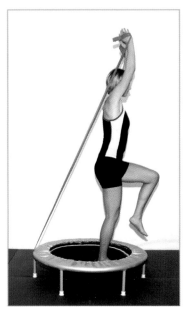

Abb. 79: Laufen mit dem Thera-Band®

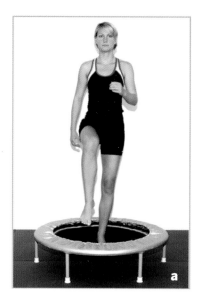 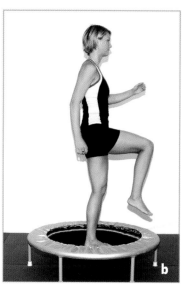

Abb. 80 a-b: Laufen auf dem Trampolin

Ausgangsposition: Grundstellung.

Diese Übung ist Übung 66 *(Gehen auf der Stelle)* ähnlich, nur heben Sie diesmal die Füße beim Laufen ab. Nehmen Sie auch wieder die Arme mit.

Wirkung/Feedback:
- Verbesserung der Koordination (Gleichgewicht).
- Verbesserung der Wahrnehmung (aufrechte Haltung).
- Verbesserung der Ausdauer (Kreislauftraining).

73 **Springen auf dem Trampolin**

Ausgangsposition: Grundstellung, Füße stehen nebeneinander.

Beginnen Sie, gleichmäßig zu schwingen – steigern Sie dann nach und nach Ihre „Sprungkraft", bis sich die Füße von der Matte lösen und Sie richtig springen. Um das Gleichgewicht gut zu halten, stellen Sie sich beim Springen immer die Bewegung nach oben vor, „dass Sie größer werden".

Wirkung / Feedback:
- Verbesserung des Gleichgewichts.
- Verbesserung der Wahrnehmung (aufrechte Haltung).
- Kreislauftraining.

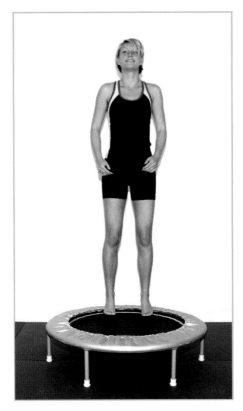

Abb. 81: Springen auf dem Trampolin

Ausgangsposition: Grundstellung, die Füße stehen nebeneinander.

Wechseln Sie bei jedem Sprung Ihre Fußstellung – die Füße eng zusammen – die Füße seitlich auseinander (**Vorsicht:** Nicht auf den Rand des Trampolins springen!).

Wirkung/Feedback:
- Verbesserung des Gleichgewichts.
- Verbesserung der Wahrnehmung (aufrechte Haltung).
- Kreislauftraining.

Abb. 82: Grätschsprung

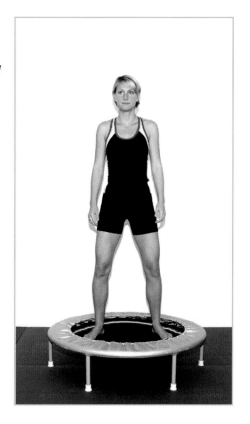

75 **Schrittwechselsprung**

Ausgangsposition: Grundstellung, Füße stehen nebeneinander.

Springen Sie dann mit den Füßen in Schrittstellung – im Wechsel rechter und linker Fuß vor.

Wirkung/Feedback:
- Verbesserung des Gleichgewichts.
- Verbesserung der Wahrnehmung (aufrechte Haltung).
- Kreislauftraining.

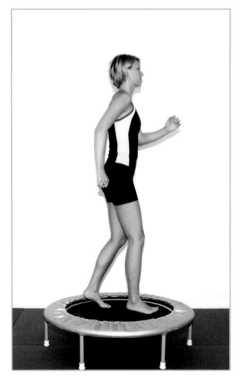

Abb. 83: Schrittwechselsprung

Ausgangsposition: Grundstellung, Füße stehen nebeneinander.

Machen Sie einen Hampelmann, d. h., wenn die Beine zur Seite gespreizt werden, schlagen die Hände über dem Kopf zusammen.

Wirkung/Feedback:
- Verbesserung des Gleichgewichts.
- Verbesserung der Wahrnehmung (aufrechte Haltung).
- Kreislauftraining.

Abb. 84: Hampelmann

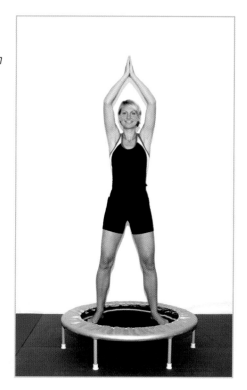

77 **Twist**

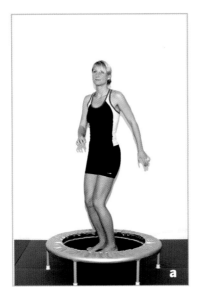 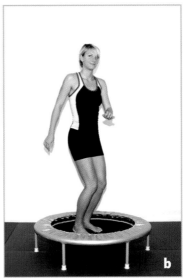

Abb. 85 a-b: Twist

Ausgangsposition: Grundstellung.

Drehen Sie beim Springen Ihren Körper etwas nach links bzw. rechts wie bei der Ski-gymnastik.

Wirkung/Feedback:
- Verbesserung des Gleichgewichts.
- Verbesserung der Wahrnehmung (aufrechte Haltung).
- Kreislauftraining.

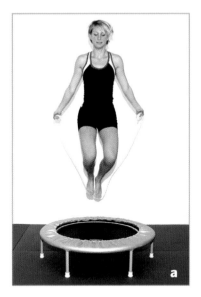 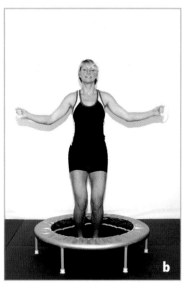

Abb. 86 a-b: Seilspringen

Ausgangsposition: Grundstellung.

Springen Sie mit dem Seil ohne oder mit Zwischensprung auf dem Trampolin.

Wirkung/Feedback:
- Verbesserung der Koordination (Gleichgewicht).
- Verbesserung der Wahrnehmung (aufrechte Haltung).
- Kreislauftraining.

2.7 Grundübungen für die Atmung, das tiefe Stabilisierungssystem und zur allgemeinen Muskelentspannung

79 **Fahrstuhlübung**

Diese Übung, die eigentlich aus der Rückbildungsgymnastik der Wöchnerinnen kommt, bewirkt sowohl eine Entspannung als auch eine Kräftigung der Beckenbodenmuskulatur. Als Übung für das tiefe Stabilisierungssystem (Bauchblase) sollte sie, wie

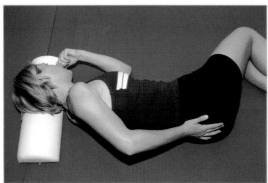

die Zwerchfellübung, Bestandteil *jeder* Übungsfolge sein (siehe Kap. 3.3). Wenn Sie es einmal nicht schaffen, Ihre tägliche Übungszeit einzuhalten, dann führen Sie an diesem Tag nur 3 x die Fahrstuhlübung durch (z. B. in einer langweiligen Sitzung, einer Warteschlange oder im Fahrstuhl).

Ausgangsposition: Seitlage, die obere Hand liegt auf dem Kreuzbein mit dem Mittelfinger auf der Steißbeinspitze; nach dem Erlernen der Übung auch im Sitzen oder Stehen.

Abb. 87: Fahrstuhlübung im Liegen

Stellen Sie sich vor, dass Sie Ihren Darm nach innen oben in Richtung Nabel ziehen (als ob er etwas einsaugen will). – Der „Fahrstuhl" (Beckenboden) fährt nach oben: Ca. 20 s Anspannung, bis der Beckenboden („Fahrstuhl") oben angekommen ist, dann ganz langsam wieder entspannen (20 s), bis der „Fahrstuhl" (Beckenboden) wieder unten ankommt. Die Übung 3 x wiederholen, dabei weiteratmen.

Wichtig ist, dass der gesamte Ablauf langsam-fließend durchgeführt wird (20 s unbedingt einhalten). Dies wird Ihnen anfangs vielleicht nicht gelingen, aber Geduld, Übung macht den Meister.

Wirkung/Feedback:
- Wenn Sie die Übung zum ersten Mal durchführen, halten Sie sich mit der anderen Hand die Nase zu. Der Druck des „Ansaugens" überträgt sich vom Beckenboden über das Zwerchfell bis zur Nase oder bis zum Ohr. Es kann sogar zu einem Knacken im Ohr kommen.

- Nachdem Sie diese Übung im Liegen beherrschen, kann man sie auch im Sitzen oder im Stehen durchführen. Das Zuhalten der Nase kann, nachdem die Übung beherrscht wird, weggelassen werden.

- Der Beckenboden ist motorisch so „geschaltet", dass er beim Ausatmen angespannt und beim Einatmen entspannt wird (im Gegensatz zu den meisten anderen Muskeln). Lassen Sie den Fahrstuhl deshalb während der Ausatmung immer ein paar „Etagen" höher fahren und während der Einatmung „anhalten".

Atemübung 1   80

Abb. 88: Atemübung 1 im Sitzen

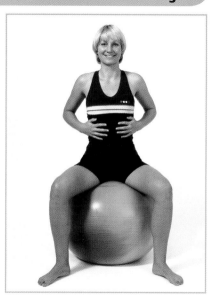

Ausgangsposition: Aufrechter Stand, Sitz (siehe Kap. 2.1) oder auch im Liegen, die Hände liegen beidseits auf dem Rippenbogen.

Einatmen bis zur Mittelstellung („Lunge halb voll"). Dann die Nase zuhalten. Saugen Sie nun „trocken", ohne weitere Einatemmöglichkeit, da die Nase zu ist, weiter ein und konzentrieren Sie sich dabei auf das Zwerchfell. Das Zwerchfell wird nach unten gedrückt. Die Nase freigeben und langsam ausatmen. Diese Übung wird 3 x wiederholt und beim dritten Mal wird eine maximale Ausatmung mit Einziehen des Nabels nach innen durchgeführt (Bauchmuskelaktivierung).

Wirkung/Feedback:
- Entspannung des Zwerchfells.
- Spürbare Verlängerung der Ausatmung.
- Entspannung von Rückenstreckern und Hüftbeugern, „Auflösung" eines Hohlkreuzes (der Rücken liegt nach der Übung flach auf).
- Die Anspannung der Bauchmuskeln, insbesondere des tiefen Bauchmuskels (M. transversus abdominis), als Gegenspieler des Zwerchfells, führt zu dessen zusätzlicher Entspannung.

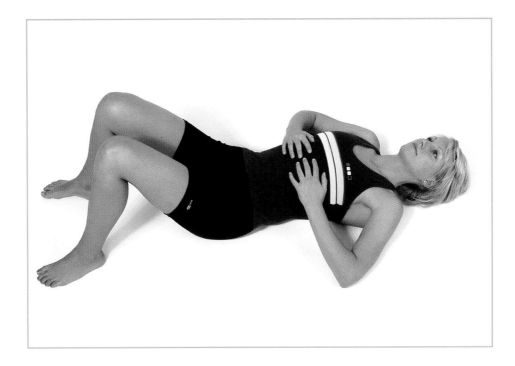

Abb. 89: Atemübung 2 im Liegen

Ausgangsposition: Wie bei „Atemübung 1" (im Sitzen, Liegen oder Stehen).

Durch die Nase tief einatmen und so langsam wie möglich durch den Mund ausatmen. Während der Ausatmung versuchen, den Buchstaben „P" so oft wie möglich zu sprechen (stellen Sie sich vor, dass Sie mit jedem „P" eine vor Ihnen stehende Kerze ausblasen möchten). Jedes „P" gibt einen kurzen Impuls (Kontraktion) des Zwerchfells, den man an den aufliegenden Händen sehen kann. Diese Übung 3 x wiederholen.

Variante: Der Buchstabe „P" kann durch die Buchstaben „T", „K" oder „Sch" ersetzt werden. Die Übung ist auch im Stehen oder Sitzen durchführbar. Beachten Sie die aufrechte Haltung (Kap. 2.1)!

Wirkung / Feedback:
- Entspannung des Zwerchfells.
- Spürbare Verlängerung der Ausatmung.
- Entspannung von Rückenstreckern und Hüftbeugern, „Auflösung" eines Hohlkreuzes (der Rücken liegt nach der Übung flach auf).

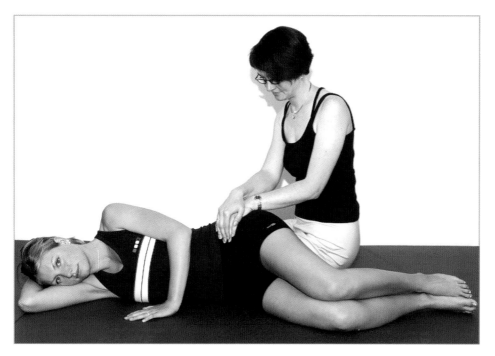

Abb. 90: Reflektorische Entspannung der Rückenstrecker

Ausgangsposition: Seitlage auf Matte oder Liege, Partner steht oder kniet schräg dahinter.

Der Übungspartner legt seine Hände an den Beckenkamm des Übenden und zieht leicht nach hinten (gibt Widerstand). Der Übende spannt dagegen und lässt sich nicht nach hinten ziehen. Wenige Sekunden halten, dann die Hände freigeben, Spannung lösen. Nach wenigen Sekunden erneut Widerstand geben (ca. 8-10 x). Wichtig ist ein unrhythmisches Üben (z. B. Spannen, Spannen, Lösen, Spannen, Lösen, Spannen, Lösen, Lösen, Lösen, Spannen, Spannen usw.).

Wirkung/Feedback:
- Entspannung der Rückenstrecker und Hüftbeuger.
- Nach der Übung liegt die Lendenwirbelsäule in Rückenlage flach auf der Unterlage auf, keine Hohlkreuzstellung mehr.

Weitere Übungen zum Training des tiefen Stabilisierungssystems sind vor allem die weiter oben beschriebenen Trampolinübungen, insbesondere im Einbeinstand. Diese Übungen trainieren auch die kurzen, monosegmentalen Rückenstrecker, die dem Willen entzogen sind (reflektorische Aktivierung durch Gleichgewichtsreiz).

83 **Flankendehnung (Wärmflaschenübung)**

Ausgangsposition: Seitlage, die untere Hand unter dem Kopf, die obere Hand liegt vor dem Körper, die Beine leicht angewinkelt. Die untere Flanke wird durch eine Rolle unterlagert (z. B. aus Handtüchern).

Legen Sie auf die obere Flanke eine gefüllte Wärmflasche und atmen Sie 5 min lang ein und aus, sodass sich die Wärmflasche mehrere Zentimeter hebt und senkt. Sich anschließend auf die andere Seite legen. Bei Streckung des oberen Beins und Arms wird die Flankendehnung verstärkt.

Wirkung/Feedback:
* Entspannung des Flankenmuskels (M. quadratus lumborum).
* Entspannung von Zwerchfell sowie (reflektorisch) von Hüftbeugern und Rücken-streckern.

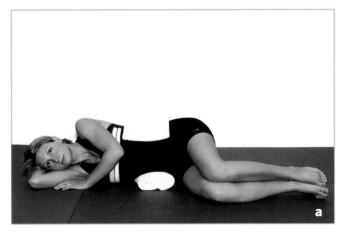

Abb. 91 a-b:
Flankendehnung

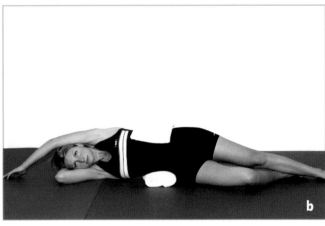

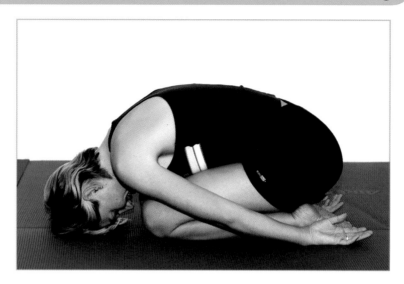

Abb. 92: Päckchenstellung

Ausgangsposition: Kniestand.

Legen Sie sich aus dem Kniestand nach vorn auf Ihre Oberschenkel, bis Sie den Kopf auf dem Boden ablegen können. Die Arme liegen entspannt neben dem Körper. Bleiben Sie in dieser Position so lange, wie Sie Ihnen angenehm ist.

Wirkung/Feedback:
• Ganzkörperentspannung.

85 Schaukelstellung

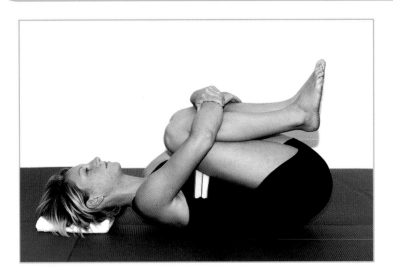

Abb. 93: Schaukelstellung

Ausgangsposition: Rückenlage, Kopf eventuell mit Kissen unterlagern.

Ziehen Sie die Beine bis zum Bauch an und umfassen Sie mit den Armen Ihre Knie. Lassen Sie sich langsam von rechts nach links rollen und zurück, so lange es Ihnen angenehm ist.

Wirkung/Feedback:
• Ganzkörperentspannung.

2.8 Entspannungsübungen für Mikropausen

Bei der Arbeit am Bildschirm neigt man dazu, nach kürzerer oder längerer Zeit in die bereits im Anfangskapitel beschriebene Fehlhaltung mit verstärkter Beugung von Brustwirbelsäule und Nacken sowie in eine Überstreckung der Kopfgelenke zu verfallen. Die Nackenmuskeln müssen länger dauernd Haltearbeit leisten, damit die Hände und die Finger für die Arbeit mit Tastatur und Maus frei sind.

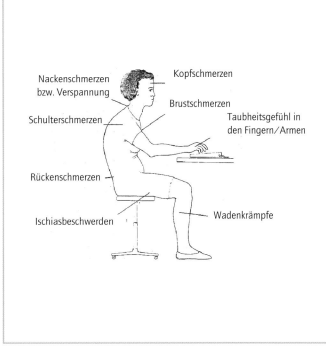

Abb. 94: Falsche Haltung am Bildschirmarbeitsplatz (nach: Schmidt et al., 1996)

Diesen beiden Problemen gilt es, durch Übungen in „Mikropausen" entgegenzuwirken. „Mikropausen" sollten deshalb regelmäßig in möglichst kurzen Abständen in die Arbeit eingebaut werden. Dazu dienen die folgenden Übungen.

Übungen für Mikropausen

Aufrichtung 86

Ausgangsposition: Aufrechter Sitz, Füße fest auf der Erde.

Stellen Sie die Füße parallel auf den Boden. Drücken Sie jetzt Fersen und Ballen kräftig in den Boden. Die Wirbelsäule richtet sich auf.

Eine einfache und wirkungsvolle Übung für die Wirbelsäulenstabilisatoren, die Sie im Büro häufig (ca. viertelstündlich) durchführen sollten.

87 **Die Arme vorn verschränken**

Ausgangsposition: Aufrechter Sitz, Füße fest auf der Erde.

Verschränken Sie die Hände in Schulterhöhe vor dem Körper, Handflächen zeigen nach vorn (siehe Bild). Strecken Sie die Ellbogen und richten Sie die Brustwirbelsäule bewusst auf, drücken Sie den Hinterkopf nach hinten, sodass sich die Halswirbelsäule streckt und das Kinn Richtung Hals geschoben wird (keine Angst vor dem Doppelkinn, es verschwindet sofort wieder).

Wirkung/Feedback:
* Entlastung der Kopfgelenke und des Nackens.

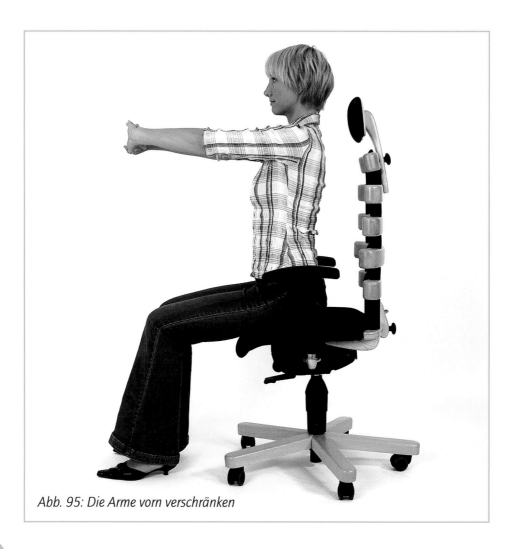

Abb. 95: Die Arme vorn verschränken

Ausgangsposition: Aufrechter Sitz, Füße fest auf der Erde.

Verschränken Sie die Hände hinter dem Gesäß, die Handflächen zeigen nach hinten (siehe Bild). Richten Sie Nacken und Brustwirbelsäule auf und drücken Sie die Schultern nach hinten. Das Kinn nähert sich dabei der Wirbelsäule.

Wirkung/Feedback:
- Entlastung der Kopfgelenke und des Nackens.
- Aktivierung der unteren Schulterblattmuskulatur.
- Entspannung der Nackenmuskeln (Kapuzenmuskel/M. trapezius).

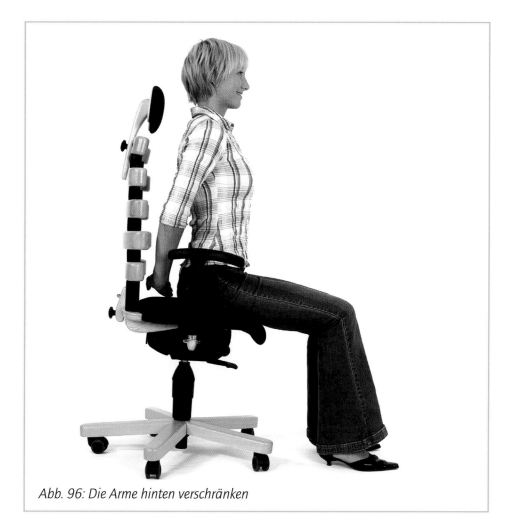

Abb. 96: Die Arme hinten verschränken

89 **Hüftstütz**

Ausgangsposition: Aufrechter Sitz, Füße fest auf der Erde.

Stützen Sie die Arme auf der Hüfte ab, der Daumen zeigt nach vorn. Richten Sie die Brustwirbelsäule und den Nacken auf, drücken Sie die Schultern nach hinten und strecken Sie die Brustwirbelsäule. Das Kinn nähert sich der Halswirbelsäule.

Wirkung/Feedback:
* Entlastung von Kopfgelenken und Nacken.
* Streckung der Brust- und Lendenwirbelsäule.

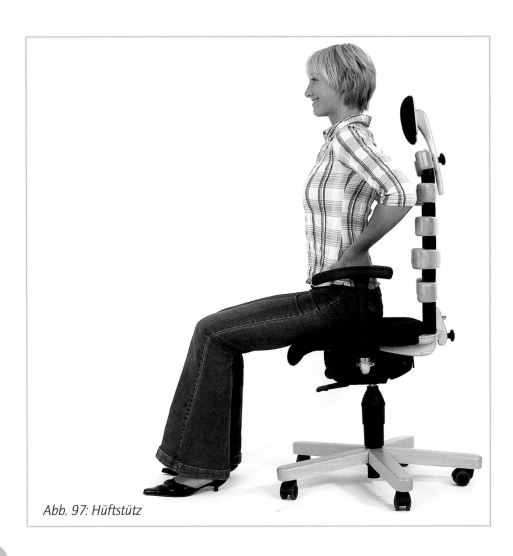

Abb. 97: Hüftstütz

Ausgangsposition: Aufrechter Sitz, Füße fest auf der Erde.

Verschränken Sie die Hände hinter dem Hinterkopf (nicht Halswirbelsäule!), drücken Sie den Kopf in die Hände, das Kinn bewegt sich in Richtung Halswirbelsäule.

Wirkung/Feedback:
- Aufrichtung von Hals- und Brustwirbelsäule.
- Aktivierung der kurzen Nackenstrecker.

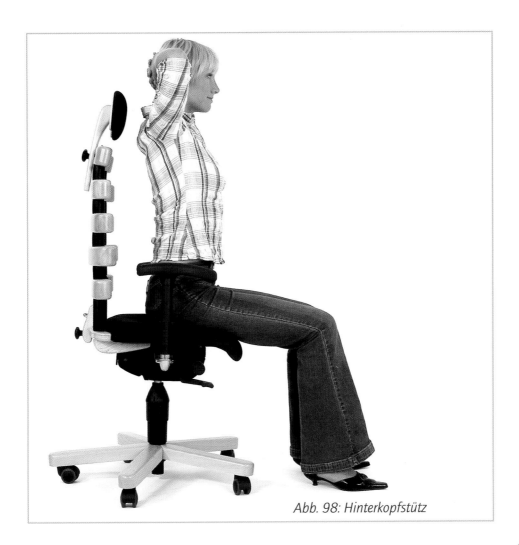

Abb. 98: Hinterkopfstütz

91 Mühlenflügel

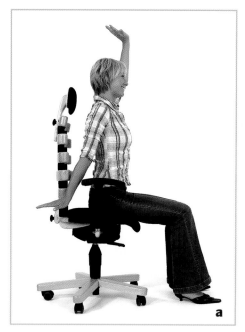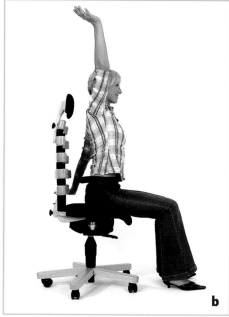

Abb. 99 a-b: Mühlenflügel

Ausgangsposition: Aufrechter Sitz, Füße fest auf der Erde.

Strecken Sie den rechten Arm neben dem Ohr nach oben, die Handfläche zeigt zur Decke. Der linke Arm wird gleichzeitig neben dem Gesäß nach unten gestreckt. Richten Sie Hals- und Brustwirbelsäule auf und drücken Sie die Schulterblätter zusammen. Tauschen Sie anschließend die Arme. Wiederholen Sie die Übung nach jeder Seite 2-3 x.

Wirkung/Feedback:
- Aufrichtung von Hals- und Brustwirbelsäule.
- Entlastung der Nackenmuskulatur.

Ausgangsposition: Aufrechter Sitz, Füße fest auf der Erde.

Heben Sie die Arme seitlich bis zur Waagerechten und strecken Sie die Hand- und Fingergelenke. Legen Sie anschließend die Arme für einige Sekunden locker auf den Oberschenkeln ab.

Wirkung/Feedback:
- Aufrichtung von Hals- und Brustwirbelsäule.
- Aktivierung der unteren Schulterblattmuskeln.
- Entlastung der Nackenmuskeln.
- Aktivierung der Hand- und Fingerstrecker.
- Entlastung der Beugemuskulatur des Unterarms.

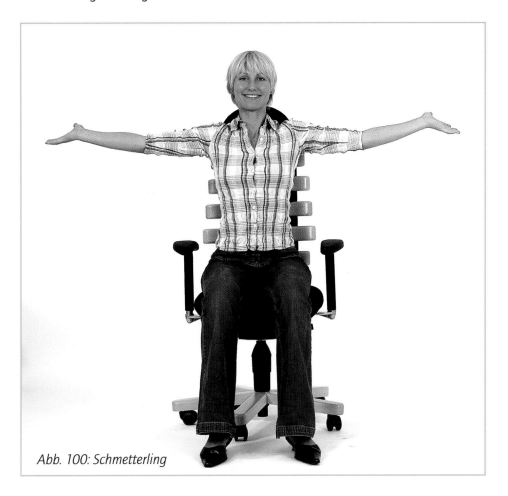

Abb. 100: Schmetterling

93 **Sonnengruß (Yoga)**

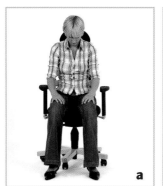 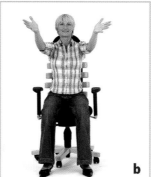 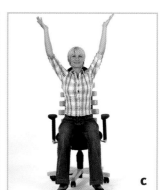

Abb. 101 a-d: Sonnengruß

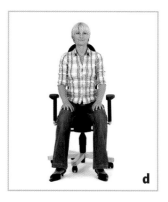

Ausgangsposition: Aufrechter Sitz, Füße fest auf der Erde, die Hände liegen auf den Oberschenkeln.

Lassen Sie den Kopf auf die Brust sinken und den Ober- körper locker nach vorne fallen. Atmen Sie aus. Heben Sie mit der Einatmung die Arme über die Vorhalte nach oben und füllen Sie die gesamte Lunge mit Luft. Atmen Sie nun aus und lassen sich langsam nach vorn sinken, bis die Hände wieder locker auf den Oberschenkeln lie- gen. Bleiben Sie in dieser entspannten Haltung, bis Sie das Bedürfnis haben, wieder Luft holen zu müssen. Wiederholen Sie die Übung 2-3 x.

Wirkung/Feedback:
- Ganzkörperentspannung.
- Stressreduktion.

2.9 Sensomotorisches Training im Alltag

Wer beruflich und außerberuflich sehr eingespannt ist, findet häufig nicht die Zeit für ein regelmäßiges Training. Das Einrichten fester Trainingszeiten wirkt eher stressver-stärkend. Deshalb ist es besonders wichtig, effektive und praktikable Übungen bei der Hand zu haben, die sich ohne zusätzlichen Zeitaufwand in den Alltag einbauen las-sen. Da sensomotorisches Training den sichersten und ausgewogensten Erfolg ver-spricht, stellen wir Ihnen das sensomotorische Training nach Janda mittels des soge-nannten *kurzen Fußes* sowie das Balancieren auf dem Aerostep® vor.

„Kurzer Fuß nach Janda"

Die Füße, insbesondere die Rezeptoren der kurzen Fußmuskeln, stellen neben den Kopfgelenken und Nackenstreckern das wichtigste Rezeptorenfeld im Körper dar. Hier liegen die Rezeptoren (Propriozeptoren) 100 x so dicht wie in den übrigen Körperre-gionen. Die kurzen Fußmuskeln bewirken die Aufrichtung des Längs- und Quergewöl-bes des Fußes. Häufig finden wir jedoch eine Abschwächung der Fußmuskulatur und die Ausbildung von „Plattfüßen" (Senk-Spreiz-Knickfuß).

Die vielfach verordneten Einlagen stellen, genauso wie das Tragen knöchelhoher Schu-he, das schon bei Kleinkindern beginnt, eine passive Unterstützung dar, die die Ab-schwächung der Fußmuskulatur begünstigt und verstärkt. Deshalb sollte man, wann immer möglich, barfuß laufen und stützendes Schuhwerk bzw. Einlagen nur dann tra-gen, wenn eine erhöhte Belastung beim Sport, Wandern oder im Beruf dies erfordern.

Das Training der kurzen Fußmuskeln kann jedoch aktiv erfolgen. Dieses Übungssys-tem, das auf Janda zurückgeht, wird *kurzer Fuß* genannt. Da über die Reizung der Fußrezeptoren die gesamte Muskelkette gestartet wird, führt die Aktivierung und An-spannung der kurzen Fußmuskeln neben dem Aufbau des Fußgewölbes reflektorisch zur Aktivierung der gesamten Streckmuskulatur des Körpers, einschließlich Wirbelsäu-le und Kopf. Dadurch verbessern sich Körperwahrnehmung und Haltung.

Merke:
„Die Haltung beginnt bei den Füßen."

Das Erlernen des *kurzen Fußes* ist nicht einfach und erfordert einige Geduld. Am besten ist es, diese Übungen zunächst mit einem dafür ausgebildeten Therapeuten zu üben.

Wir stellen Ihnen im Folgenden Übungen mit steigendem Schwierigkeitsgrad vor.

Großzehenabduktion

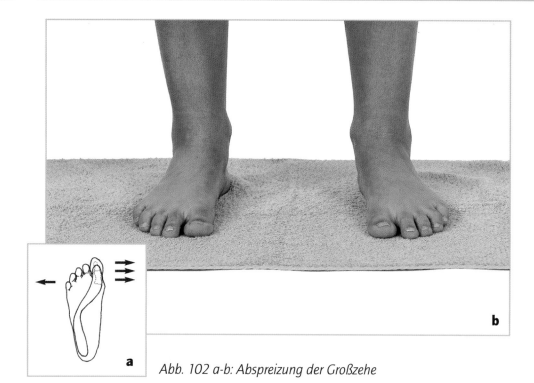

Abb. 102 a-b: Abspreizung der Großzehe

Ausgangsposition: Zum Erlernen des *kurzen Fußes* beginnen Sie mit dem Üben im Sitzen (Sitzhaltung siehe Kap. 2.1). Legen Sie ein Tuch auf den Boden und stellen Sie beide Füße parallel in entspannter Haltung darauf.

Heben Sie die Zehen leicht vom Boden ab und spreizen Sie diese. Vor allem das Abspreizen der Großzehe (Richtung anderer Fuß) ist wichtig, da die Großzehe dem gesamten Fuß Halt gibt. Drücken Sie die Knie dabei leicht nach außen.

Sollte Ihnen die Abspreizung nicht gleich gelingen, legen Sie Ihren Zeigefinger ganz leicht an die Außenkante der Großzehe und drücken Sie diese gegen den Zeigefinger.

Wirkung/Feedback:
* Aktivierung der kurzen Fußmuskeln.
* Mobilisierung der Zehen.

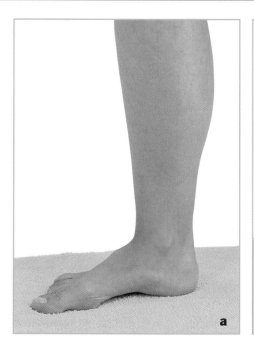
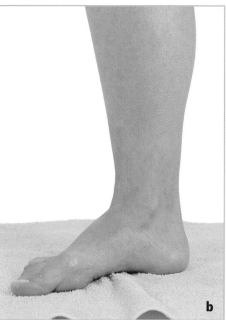

Abb. 103 a-b: „Kurzer Fuß" nach Janda

Ausgangsposition: Zum Erlernen des *kurzen Fußes* beginnen Sie mit dem Üben im Sitzen (Sitzhaltung siehe Kap. 2.1). Legen Sie ein Tuch auf den Boden und stellen Sie beide Füße parallel in entspannter Haltung darauf, hüftbreit auseinander. Spreizen Sie die Zehen und setzen Sie sie gespreizt auf dem Boden auf. Die Knie zeigen leicht nach außen.

Ziehen Sie jetzt das Fußgewölbe hoch (nicht die Zehen einkrallen), sodass sich das Handtuch unter dem Hohlfuß zusammenfaltet. Strecken Sie die Füße wieder aus und ziehen Sie beim nächsten Hochziehen des Fußgewölbes das Handtuch ein Stück mehr in Richtung Ferse. Wiederholen Sie die Übung so lange, bis Sie das ganze Tuch zusammengefaltet haben. Achten Sie darauf, dass die Zehen möglichst entspannt bleiben und der Mittelfuß die Arbeit verrichtet.

Wirkung/Feedback:
- Aktivierung der kurzen Fußmuskeln.
- Aktiver Aufbau des Fußgewölbes.
- Aufrichtung der Wirbelsäule.

Kurzer Fuß im Stehen

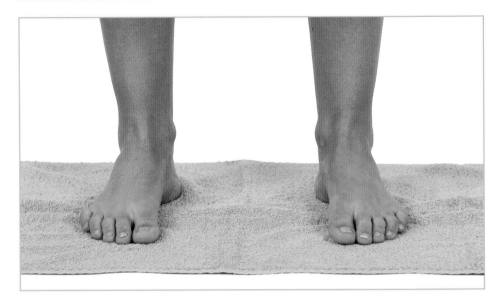

Abb. 104: Kurzer Fuß im Stand

Ausgangsposition: Füße parallel, hüftbreit auseinander. Stellen Sie sich auf beide Füße.

Spannen Sie die kurzen Fußmuskeln an, wie Sie es bereits im Sitzen geübt haben. Dabei sind Knie und Hüfte leicht gebeugt, der Oberkörper leicht nach vorn geneigt und aufgerichtet. Die Knie zeigen leicht nach außen. Bleiben Sie einige Sekunden so stehen und entspannen Sie dann die Fußmuskeln wieder.

Wirkung/Feedback:
- Aktivierung der kurzen Fußmuskeln.
- Aktiver Aufbau des Fußgewölbes.
- Aktivierung der Streckmuskulatur des gesamten Körpers.
- Verbesserung der Haltung.

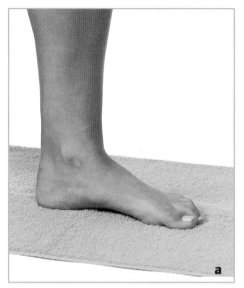 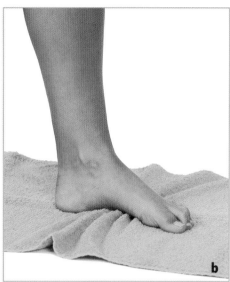

Abb. 105 a-b: Kurzer Fuß im Einbeinstand

Ausgangsposition: Stellen Sie sich auf beide Füße.

Spannen Sie die kurzen Fußmuskeln an, wie Sie es bereits im Sitzen geübt haben. Dabei sind Knie und Hüfte leicht gebeugt, der Oberkörper leicht nach vorn geneigt und aufgerichtet. Heben Sie jetzt den linken Fuß vom Boden ab und bleiben Sie einige Sekunden auf dem rechten Fuß stehen. Versuchen Sie, solange wie möglich die Balance zu halten. Anschließend üben Sie in der gleichen Weise auf dem linken Fuß. Steigern Sie dies, bis Sie auf jedem Fuß 1 min sicher stehen können.

Wirkung/Feedback:
- Aktivierung der kurzen Fußmuskeln.
- Aktiver Aufbau des Fußgewölbes.
- Aktivierung der Streckmuskulatur des gesamten Körpers.
- Verbesserung der Haltung.
- Verbesserung der Koordination.

Diese Übungen lassen sich beliebig ausbauen bis zum Gehen und zum Sprung auf eine labile Unterlage (z. B. auf das Trampolin) mit anschließendem festen und sicheren Stand, zunächst mit zwei, dann mit einem Fuß.

Sensomotorisches Training auf dem Aerostep®

Ähnlich wie beim Üben des *kurzen Fußes* erfordert das Training auf dem Aerostep® eine Aktivierung der kurzen Fußmuskeln mit aktivem Aufbau des Fußgewölbes. Damit verbunden sind Verbesserungen von Haltung und Gleichgewicht. Der Trainierende muss beim Üben seinen Körperschwerpunkt ständig zentrieren und entwickelt so ein Gefühl für seine Körperhaltung. Das ständige Ausbalancieren erfordert ein dynamisches An- und Entspannen der gesamten Rückenmuskulatur und bewirkt damit ein Training derselben, ohne die Gefahr der einseitigen Überlastung.

Übungen zur Koordinationsschulung auf dem Aerostep® werden in unserem Buch „Rückenaktivprogramm" (Müller et al., 2004) beschrieben und sollen deshalb an dieser Stelle nicht im Detail wiederholt werden.

Der Aerostep® eignet sich jedoch besonders zum Einbau in den Alltag ohne zusätzlichen Zeitaufwand, der häufig einem regelmäßigen Üben entgegensteht. Deshalb beschreiben wir an dieser Stelle zwei Grundübungen auf dem Aerostep® und zeigen Ihnen einige Anwendungsbeispiele im Alltag.

Ausgangsposition: Aufrechter Stand, Knie dynamisch (leicht gebeugt).

Versuchen Sie, Ihre aufrechte Position auf dem Aerostep® auszubalancieren. Achten Sie dabei auf das Fußgewölbe.

Wirkung/Feedback:
- Verbesserung der Koordination (Gleichgewicht).
- Aufbau des Fußgewölbes.
- Stabilisierung der Sprunggelenke.
- Verbesserung der Haltung.
- Training der kleinen Rückenmuskeln.

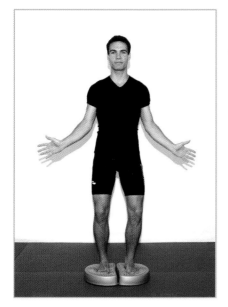

Abb. 106: Balancieren auf dem Aerostep®

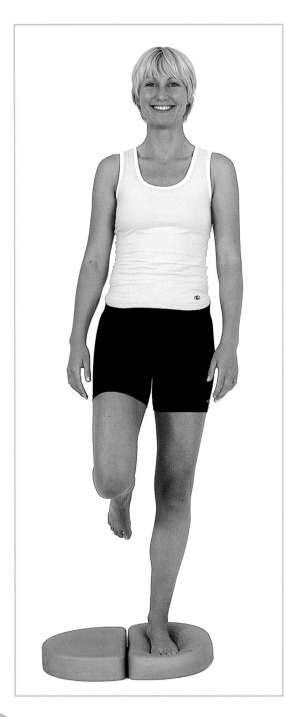

Abb. 107: Einbeinstand auf dem Aerostep®

Ausgangsposition: Aufrechter Stand, Knie dynamisch (leicht gebeugt), Hände, wenn erforderlich, in Seithalte.

Stellen Sie sich auf das rechte Bein und versuchen Sie, solange wie möglich, Ihre Haltung auszubalancieren, anschließend üben Sie auf dem linken Bein. Steigern Sie dies bis Sie auf jedem Bein 1 min stehen können.

Wirkung/Feedback:
- Verbesserung der Koordination (Gleichgewicht).
- Aufbau des Fußgewölbes.
- Stabilisierung der Sprunggelenke.
- Verbesserung der Haltung.
- Training der kleinen Rückenmuskeln.

Beispiele für die Nutzung des Aerosteps® und Minitrampolins im Alltag

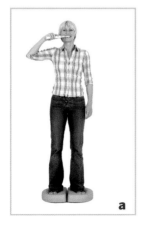

Zähneputzen auf dem Aerostep® **100**
(auch im Einbeinstand)

a

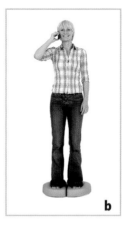

Telefonieren auf dem Aaerostep® **101**
(auch im Einbeinstand)

b

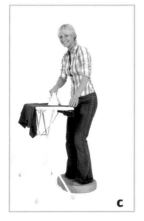

Bügeln auf dem Aerostep® **102**

c

Musizieren auf **103**
dem Minitrampolin

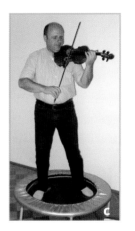

Abb. 108 a-d: Nutzung des Aerosteps®/
Minitrampolins im Alltag

c

2.10 Tägliche Gymnastik und kurze Übungsfolgen

Die bereits beschriebenen Übungen für Mikropausen und Alltagsaktivitäten stellen ein Minimalprogramm für Stresszeiten dar. Nach Möglichkeit sollten Sie sich jedoch 10-15 min Zeit für die tägliche Gymnastik nehmen. Dieses tägliche Training sollten Sie so in den Alltag integrieren wie das Zähneputzen. Idealerweise stellen Sie Klingel und Telefon ab und legen Ihre Lieblingsmusik ein. Vor allem die Trampolinübungen erhalten mit Musik den richtigen Schwung. Jedoch auch auf Reisen und in fremder Umgebung sollten Sie Ihr tägliches Übungsprogramm nicht vernachlässigen.

Stellen Sie sich deshalb kurze Übungsfolgen mit fester Reihenfolge zusammen, die Sie stets parat haben. Diese sollten nicht länger als 10-15 min dauern. Wir schlagen Ihnen hier eine Übungsfolge vor:

1. Übungsfolge – Yogaübungen zur Entspannung

Übung	Wiederholungen	Ausgangsposition
Nr. 17 – Brustdehnung (Yoga)	2-3	Stand
Nr. 20 – Rückendehnung (Yoga)	2-3	Strecksitz
Nr. 23 – Kobra (Yoga)	2-3	Bauchlage
Nr. 21 – Einfacher Drehsitz (Yoga)	Je 2 rechts/links	Strecksitz
Nr. 22 – Krokodil (Yoga)	Je 2 rechts/links	Rückenlage

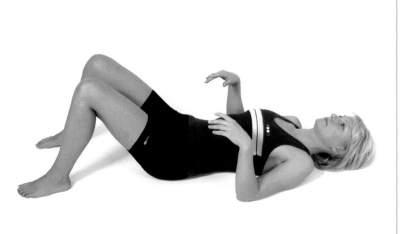

Danach kurz entspannt auf dem Rücken liegen bleiben, die Unterarme sind aufgestellt, die Hände hängen locker herunter, die Knie sind leicht angestellt (sogenannte *Fischentspannung* aus dem Yoga).

Abb. 109:
Fischentspannung

3 Muskulatur und Koordination

3.1 Statik und Dynamik

Tensegrity ist ein englisches Kunstwort aus **tension**, also Spannung und **integrity**, Ganzheit, Zusammenhalt. Dieser technische Begriff bezeichnet ein Tragwerks- und Kuppelsystem, in dem sich Strukturen durch Druck und Spannung selbst stabilisieren (selbsttragende Systeme ohne innere Abstützung). Die räumlichen Gebilde bestehen aus starren Elementen (Stäbe), die untereinander durch elastische Elemente (Seilzüge) verbunden sind. Dabei berühren sich die Stäbe an keiner Stelle.

Das technische Grundmodell besteht aus drei Stäben und neun horizontal und vertikal verspannten Elementen (Abb. 110). Dabei nehmen die Stäbe den Druck auf, während die elastischen Elemente auf Zug belastet werden. Verformt man das Modell an einer Stelle, so werden die wirkenden Kräfte auf das gesamte System übertragen und gleichmäßig verteilt.

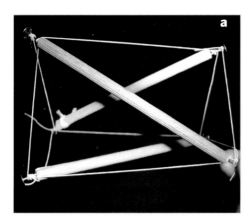
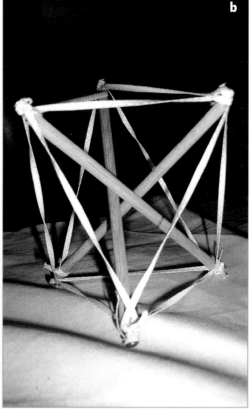

Abb. 110 a-b: Einfachstes technisches Grundmodell für Tensegrity, b: komplexeres Modell

Durch die Entdeckung neuer Zellbestandteile wurde dieses System auf lebende Strukturen (von der Zelle bis zum Organismus) anwendbar. Wie beim Modell kann man den menschlichen Körper als selbsttragendes System im Sinne der **Tensegrity** auffassen.

Starre Elemente (Knochen) werden dabei durch elastische Elemente (Muskeln, Bänder, Sehnen) verbunden und in der Form gehalten, wobei sich an keiner Stelle Knochen direkt berühren. Übertragen kann man sagen, Knochen hängen in Schlingen aus Muskeln, Sehnen und Bändern. Dabei werden Druck und Zug im Körper gleichmäßig verteilt, sodass eine Spannungszunahme an einem Punkt Auswirkungen auf das gesamte System hat. Dadurch wird mit einem Minimum an Masse und Strukturelementen eine enorme Stabilität und Kraftentwicklung ermöglicht. Man denke nur an einen Gewichtheber, der ein Mehrfaches seines eigenen Körpergewichts hebt und unter der Last nicht zerbricht.

Merke:
Verspannungen, die im System der Bänder, Muskeln und Sehnen entstehen, beeinflussen immer das gesamte Bewegungssystem. Aufgabe eines Übungsprogramms muss es deshalb vorrangig sein, diese durch normale Beanspruchung, aber vor allem durch akute oder chronische Überlastung entstandenen Verspannungen zu lösen.

Das System besitzt eine hohe Rückstellkraft, um sich nach einer Verformung wieder in seinen Ausgangszustand zu bewegen (Kompensationsfähigkeit). Ist die Rückstellfähigkeit jedoch erschöpft, kann sich der Körper nicht wieder selbstständig in seinen Ausgangszustand zurückbewegen. Es tritt eine Dekompensation ein (siehe auch das Bild des vollen Fasses, Kap. 1.1).

3.2 Entwicklung der Motorik

Die Entwicklung des aufrechten Gangs ist ein Spezifikum der Menschheitsentwicklung. Mit dem aufrechten Gang bekam der Mensch die Hände frei für anderweitige Tätigkeiten, während sich sein Blickwinkel mit dem Aufrichten des Kopfs deutlich vergrößerte. Die Gewährleistung einer sicheren Körperstatik im Stand und in der Bewegung stellt eine gewaltige Leistung des Bewegungssystems dar, zu dem als einer der wichtigsten Bestandteile die Muskulatur gehört.

Wie uns die Entwicklungsneurologie Vojtas lehrt, ist der aufrechte Gang nicht angeboren, sondern wird auf der Grundlage eines angeborenen Entwicklungsmusters erlernt (Lewit & Kolar, 1998).

Der neugeborene Säugling befindet sich zunächst in einer fast vollständigen Beugehaltung (Flexionsmuster): Arme und Beine sind gebeugt an den Körper angezogen, die Hände geschlossen (Greifreflex), das Kinn auf die Brust gebeugt. Die Wirbelsäule zeigt noch wie im Mutterleib eine vollständige Rundung.

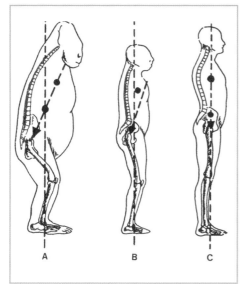

Abb. 111: Entwicklung des aufrechten Gangs (nach Bundesverband der deutschen Rückenschulen, 1993)

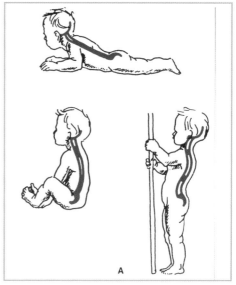

Abb. 112: Säugling (nach Bundesverband der deutschen Rückenschulen, 1993)

Mit etwa 3-4 Monaten entwickelt der Säugling das Streckermuster (Extensionsmuster) der Muskulatur, in dessen Ergebnis das Kind den Kopf aktiv heben, Arme und Beine strecken und die Hände öffnen kann.

Im Verlauf der weiteren Entwicklung kommt es dann zur Aufrichtung in den Stand bzw. in den Gang, mit der sich die doppelt S-förmige Krümmung der Wirbelsäule herausbildet. Gleichzeitig erhält mit diesem dritten Schritt der Aufrichtung zusätzlich zum Beuger- und Streckermuster die sogenannte *Bauchblase* eine Haltefunktion. Diese stellt einen flüssigkeitsgefüllten Hohlraum dar, den man sich wie einen großen Luftballon vorstellen kann, der zwischen Rippenbogen und Becken geklemmt ist und die knöchern-instabile Lendenwirbelsäule stützt. Die Wände dieser *Bauchblase* bestehen nach oben aus dem Zwerchfell, nach unten aus der Beckenbodenmuskulatur und nach vorn und zur Seite aus dem tiefen, queren Bauchmuskel (M. transversus abdominis), der hinten an einer Sehnenplatte (Fascia thoracolumbalis) ansetzt. Damit erhalten Beckenboden und Zwerchfell erstmals in der Entwicklungsgeschichte eine Halte- und Stützfunktion, die ein Stück spezifisch menschlicher Entwicklung darstellt und bei vierfüßigen Tieren in dieser Art nicht zu finden ist.

Die Wände der *Bauchblase*, d. h. vor allem die Beckenbodenmuskulatur, das Zwerchfell und der tiefe, quere Bauchmuskel (M. transversus abdominis), bilden zusammen mit der tiefen, kurzen Rückenmuskulatur (monosegmentale Anteile des M. erector spinae) das tiefe Stabilisierungssystem der Wirbelsäule. Bei guter Funktionsfähigkeit der genannten Muskeln gewährleistet die *Bauchblase* die Stabilität der Lendenwirbelsäule. Dies kann man sich u. a. dadurch verdeutlichen, dass ein Gewichtheber, der sich zusätzlich straff gürtet, um der *Bauchblase* noch mehr Stabilität zu verleihen, Lasten heben kann, die das Mehrfache seines Körpergewichts betragen.

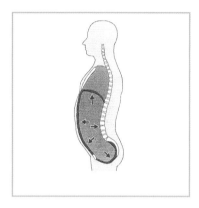

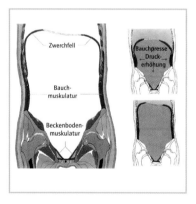

Abb. 113 und Abb. 114: Bauchblase (nach Schünke, 2000)

Bei einer Fehlfunktion (Abschwächung oder Verspannung) einzelner Komponenten des tiefen Stabilisierungssystems versucht der Körper, die Stabilität durch verstärkte Aktivierung der entwicklungsgeschichtlich älteren Muskulatur, vor allem der Beugemuskulatur, zu gewährleisten. Der schmerzgeplagte Mensch befindet sich in einer gekrümmten, gebückten Haltung, die oftmals nicht mehr aufgegeben werden kann. Dies wird dadurch verstärkt, dass die Beugung in einer Muskelgruppe im gesamten Körper das Kontraktionsmuster *Beugung* aktiviert und damit der Aufrichtung entgegenwirkt. Es bildet sich eine Haltung heraus mit rückgekipptem Becken (und damit aufgehobener Lendenwirbelsäulenkrümmung), verstärktem Rundrücken der Brustwirbelsäule, nach vorn gezogenen Schultern sowie vorgeschobenem und in den Kopfgelenken überstrecktem Kopf (siehe Abb. 115a).

Bei dieser Haltung nähern sich das Brustbein (Sternum) und das Schambein (Symphyse) einander an, wir sprechen von der sogenannten *sterno-symphysalen Belastungshaltung*. Dabei bildet sich ein charakteristisches Verspannungs- bzw. Verkürzungsmuster heraus, auf das im Folgekapitel noch eingegangen wird.

Die Aufrichtung aus dieser gebeugten Haltung erfolgt durch Vorwärtskippung des Beckens, Hebung des Brustbeins und Rückkippung des Kopfs (Zahnradmodell nach Brügger, Abb. 115 b).

Diese aufrechte Haltung wird durch die Aktivierung des Streckermusters der Muskulatur ermöglicht und durch die Stabilität der *Bauchblase* gewährleistet. Der wichtigste Schritt beim Einnehmen der aufrechten Haltung scheint hierbei die Aufrichtung des Brustbeins zu sein. Hierbei soll eine Streckung der Brustwirbelsäule bis zum fünften Brustwirbel erfolgen. Die Aufrichtung des Kopfs mit Streckung der Halswirbelsäule und Entlastung der Kopfgelenke erfolgt automatisch mit der Brustbeinhebung, sodass das berühmte Buch auf dem Kopf getragen werden kann.

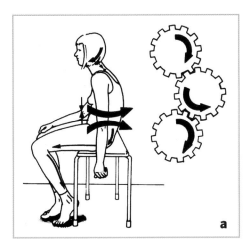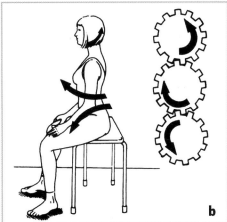

Abb. 115a-b: Zahnradmodell nach Brügger (nach Hüter-Becker, 1996)

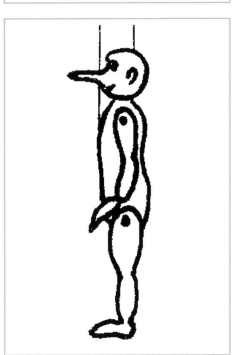

Abb. 116: Marionette

Die zugrunde liegende Vorstellung hierbei ist die einer Marionette, die an zwei Fäden stabil aufgehängt ist. Diese Fäden sind an der Spitze des Brustbeins sowie am Scheitelpunkt des Hinterkopfs befestigt. Bei einer so aufgehängten Marionette wird sich die korrekte Beckenkippung von selbst einstellen, wie bei der Erarbeitung der Beckenkippung in Kap. 2.1 erklärt wird.

3.3 Haltung und Bewegung

Die aufrechte Haltung ist in der Sagittalebene, d. h. in der Richtung von vorne nach hinten, sehr instabil. Ihre Stabilisierung erfolgt durch ein aktives muskuläres Stabilisierungssystem, das durch eine koordinierte Aktivierung von Beuge- und Streckmuskeln sowie Rotatoren aufrechterhalten wird (siehe Kap. 3.2). Bei optimaler sensomotorischer Steuerung (siehe Kap. 3.6) geschieht dies mit minimalem Kraftaufwand und bestmöglicher Zentrierung der gelenkigen Verbindungen.

Da unsere Wirbelsäule wie auch das Skelett unserer Füße, auf dem unsere gesamte Haltung aufbaut, gegliedert ist, würde der Zug langer Muskelketten unweigerlich zur Ausbuckelung einzelner Wirbel und Fußknochen führen, wenn nicht kurze Muskeln in Verbindung mit Sehnen und Bändern die Stabilität herstellen würden (siehe Kap. „Tensegrity"). Dieses tiefe Stabilisierungssystem, zu dem, wie bereits erwähnt, die kurzen Fußmuskeln, die monosegmentalen (eingelenkigen) Rückenmuskeln sowie die Bauchblase (Zwerchfell, tiefer Bauchmuskel und Beckenboden) gehören, ist untereinander funktionell verkettet, unterliegt jedoch nicht unserem Willen. Dieses System kann nur als Ganzes trainiert werden, am besten durch ein Gleichgewichtstraining unter Verbesserung der Wahrnehmung (Propriozeption) unserer Füße (sensomotorisches Training). Aus der besseren funktionellen Stabilität heraus ist dann ein optimales Bewegungsmuster im Alltag und bei jeglicher sportlichen Betätigung zu erreichen. Bewegung wird ökonomischer, weil keine unnötige Kraft zur Gewährleistung der aufrechten Haltung benötigt wird.

Bei Fehlen der funktionellen Stabilität durch das tiefe Stabilisierungssystem versuchen die langen, mehrsegmentalen Muskeln, durch Daueranspannung die Stabilität herzustellen. Dies betrifft v. a. den Rückenstrecker im Bereich der Brust- und Lendenwirbelsäule und den Hüftbeuger, die eine Längsverspannung der Wirbelsäule bewirken, aber auch die vom Becken zum Knie ziehende Muskulatur sowie die Schultermuskulatur. In diesen Muskeln entstehen Triggerpunkte, schmerzhafte Verspannungsknötchen, die weitere Verspannungen nach sich ziehen und die Beweglichkeit der Wirbelsäulensegmente wie auch der Extremitätengelenke einschränken (sog. *Verkettungssyndrome*). Verspannungen und Triggerpunkte entstehen also nicht ohne Grund, sie sind der Versuch des Bewegungssystems, bei Versagen des tiefen Stabilisierungssystems Haltung und Gelenke stabil zu halten. Mit der Mobilisierung muss demnach die funktionelle Stabilisierung einhergehen, sonst werden Verspannungen in kurzer Zeit wiederkehren.

3.4   Verspannung und Verkürzung

Zusammenhang zwischen statischer Muskelanspannung (Stabilisierung der Schultern bei der Arbeit mit Tastatur und Maus) und Minderdurchblutung in der Nackenmuskulatur/Ko-kontraktion von Agonisten **und** Antagonisten.

Ein Muskel, der „zu kurz" erscheint, kann verspannt bzw. verkürzt sein. Die Verspannung betrifft vorwiegend die Muskelfasern und hier die sogenannten *kontraktilen Elemente* und lässt sich deswegen durch Methoden wie die postisometrische Relaxation mit aktiver Anspannung und Entspannung und dabei passiver Verlängerung in Längsrichtung behandeln. Hierzu ist nur eine minimale Kraftentwicklung des Muskels notwendig. Die Verlängerung des Muskels, die durch ein Auseinanderziehen der kontraktilen Elemente zustande kommt, erfolgt durch leichten Zug oder mit der Schwerkraft. Die Verspannung des Muskels ist also ein rein funktionelles Problem, das beispielsweise nach jeder sportlichen Betätigung akut entsteht.

Im Gegensatz dazu gibt es den Zustand der strukturellen Muskelverkürzung, der reversibel (umkehrbar) bzw. irreversibel (nicht umkehrbar) sein kann. Bei der reversiblen strukturellen Verkürzung handelt es sich um bindegewebige Verklebungen zwischen den Muskelfasern, die kontraktilen Elemente sind im Gegensatz zur Verspannung nicht beteiligt. Eine Verkürzung als Problem des umgebenden Bindegewebes stellt also kein akutes, sondern ein nach längerer Fehlbelastung eingetretenes, chronisches Problem dar.

Die Entstehung der Verkürzung stellt man sich folgendermaßen vor: Ein stark verspannter Muskel erscheint verdickt, er täuscht also eine Hypertrophie vor. Diese Verdickung geht jedoch mit einer Minderdurchblutung (Ischämie) einher, da die bindegewebige Hülle des Muskels nicht dehnbar ist und somit die Blutzufuhr gedrosselt wird. Dies führt zu einer Schädigung der Muskelfasern, die zunächst bindegewebig verkleben und im weiteren Verlauf schließlich durch Bindegewebe ersetzt werden. Aus der strukturell reversiblen ist dann eine strukturell irreversible Verkürzung (Kontraktur) geworden.

3.5 Muskuläre Dysbalancen und Triggerpunkte

Bei funktioneller Betrachtung hat unsere Muskulatur zwei Hauptaufgaben: Gewährleistung der Haltung (Statik) und Ermöglichung von Bewegung (Dynamik). Obwohl sämtliche Muskeln an beiden Aufgaben beteiligt sind, besteht die Hauptaufgabe der Muskulatur des Rumpfs in der Kontrolle der aufrechten Haltung. Diese Aufgabe übernimmt vor allem die tonische oder Haltemuskulatur, die weniger Kraft entwickelt, dafür über lange Zeit ohne Ermüdung arbeiten kann. Dagegen kann die phasische Muskulatur in kurzer Zeit große Kraft entwickeln, diese aber nur kurze Zeit aufrechterhalten. Bei chronischer Überlastung (wie dies zum Beispiel bei Versagen des tiefen Stabilisierungssystems der Fall ist), neigt die tonische Muskulatur zur vermehrten Spannungsentwicklung und in deren Folge zur Verkürzung, während die phasische Muskulatur zur Abschwächung tendiert. Daraus resultiert ein spezifisches Muster an Dysbalancen:

Zur Gruppe der zur Verkürzung neigenden Muskeln gehören die kurzen Nackenstrecker, die oberen Schulterblattmuskeln (M. trapezius, oberer Anteil und M. levator scapulae), der große und der kleine Brustmuskel (M. pectoralis major und minor), der Rückenstrecker im Lendenwirbelsäulenbereich (M. erector spinae lumbalis), der große Hüftbeuger (M. iliopsoas), der gerade Oberschenkelmuskel (M. rectus femoris), die Kniebeuger am Oberschenkel (ischiocrurale Muskulatur), der Wadenmuskel (M. triceps surae) sowie die Beuger des Handgelenks (z. B. M. flexor carpi ulnaris) und der Finger (z. B. M. flexor digitorum superficialis).

Zur Gruppe der Muskulatur, die eher zur Abschwächung neigt, gehören die unteren Schulterblattmuskeln (M. trapezius, unterer Anteil, Mm. rhomboidei), die geraden und schrägen Bauchmuskeln (M. rectus abdominis; M. obliquii abdomini), die tiefen Rückenstrecker im Bereich der Brustwirbelsäule (M. erector spinae thoracalis), die Gesäßmuskulatur (M. glutaeus maximus und medius), der Beckenboden sowie die Strecker der Hand-, Finger- und Fußgelenke.

Bei der Dehnungsbehandlung (Dehnung im eigentlichen Sinne) werden die kontraktilen Elemente nicht beeinflusst, sondern es werden die bindegewebigen Verklebungen im Muskel gelöst. Dies ist nur bei kompletter Hemmung sämtlicher kontraktiler Einheiten eines Muskels in den ersten Sekunden nach einer maximalen Anspannung möglich. Da Bewegung niemals die Funktion eines Einzelmuskels ist, sondern immer die gesamte Muskelkette aus Agonisten und Antagonisten erregt wird, erfolgt eine Dehnung ausschließlich passiv (d. h. durch den Therapeuten).

Jede „Gegenbewegung" von Rumpf oder Armen während der Relaxationsphase zur Verlängerung des Muskels stellt eine neue Erregung dar und durchbricht die notwendige Hemmung der kontraktilen Elemente. Eine Ausschaltung der kontraktilen Elemente und ausschließliche Beeinflussung des Bindegewebes ist auf diese Weise nicht möglich. Mit anderen Worten, eine reversible, strukturelle Muskelverkürzung muss durch eine in dieser Technik ausgebildete Physiotherapeutin bzw. durch einen geschulten Übungspartner durchgeführt werden, während die akut (nach dem Training) oder chronisch verspannte Muskulatur durch sogenannte „Dehnungsübungen" zur Selbstbehandlung, die aber eigentlich Entspannungsübungen sind, vom Betroffenen selbstständig entspannt werden kann.

Das Konzept der muskulären Dysbalancen, welches von Janda entwickelt wurde, ist ein nützliches und einfach umzusetzendes Konzept, um Muskeln und Muskelketten zu testen und, basierend auf diesen Testergebnissen, die Dysbalancen zu beseitigen.

Wechselt man die Betrachtungsebene auf die einzelnen Muskelfasern, ist erwähnenswert, dass durch Fehl- und Überbelastung, Fehlhaltung und -stellungen und durch Unfälle Verspannungen und Verkürzungen von einzelnen Muskelfasern mit muskulären Kontrakturen verursacht werden. Muskuläre Kontrakturen treten sowohl bei abgeschwächten als auch bei verkürzten Muskeln auf. Im Bereich dieser kontrakten über- oder fehlbelasteten Muskelfasern (auf Grund der Minderdurchblutung mit örtlichem Energiemangel in diesen Fasern) bilden sich sogenannte *Triggerpunkte* aus.

Diese haben nun außer einer Schmerzauslösung örtlich und in Ausstrahlungszonen (referred pain) die unangenehme Eigenschaft, weitere Muskelfasern zu verspannen, sodass sich das Problem immer weiter ausbreiten kann. Bei Ausfall einzelner Muskelfasergruppen verliert der Gesamtmuskel nicht nur an Dehnfähigkeit (Beweglichkeit), sondern auch an Kraft und Koordination.

Reine Kräftigungsübungen können in diesem Zusammenhang dazu führen, dass weitere Muskelfasergruppen überlastet werden und man somit dem Gesamtmuskel oder der Gesamtmuskelgruppe keinen Gefallen tut, deshalb sind unsere Entspannungsübungen im Gesamtkonzept an erster Stelle zu finden.

Sollten sich die muskulären Dysbalancen trotz Durchführung unseres Programms nicht wesentlich beseitigen lassen, so empfiehlt sich die Vorstellung bei einem Arzt/Therapeuten, der sich sowohl auf die Behandlung muskulärer Dysbalancen als auch von Triggerpunkten spezialisiert hat.

3.6 Bewegungssteuerung – „Hard- und Software" des Bewegungssystems

Nur bei ca. 6 % der Rückenschmerzpatienten finden sich in entsprechenden Untersuchungen (Röntgen; CT; MRT oder Ultraschall) Strukturveränderungen, die als radikulär (durch Reizung der Nervenwurzel = Radix hervorgerufen) oder spezifisch (Tumoren, Entzündungen usw.) klassifiziert werden können. Beim Gros der Rückenschmerzpatienten (94 %) lassen sich derartige strukturelle Befunde nicht erheben. Es findet sich demnach eine Diskrepanz zwischen dem Schmerzerleben des Betroffenen und den pathologisch-anatomischen Befunden im Bereich der Wirbelsäule. Dies führt in der klinischen Praxis häufig dazu, die Beschwerden im Bereich der Psychosomatik anzusiedeln und den von chronischen Rücken- oder Nackenschmerzen Betroffenen als Psychopathen oder Simulanten abzutun.

Hierbei wird „psychosomatisch" und „funktionell" oftmals mit „psychisch verursacht" gleichgesetzt. Obwohl Rücken- oder Nackenschmerzen wie jedes Schmerzgeschehen in engem Zusammenhang mit psychischen Prozessen stehen, vernachlässigt diese Sichtweise einen wesentlichen Aspekt im Grenzbereich zwischen Psyche und Soma, den wir mit dem Begriff „funktionell" umschreiben wollen. Um diesen Begriff zu erläutern, greifen wir auf die Terminologie der Computerbranche zurück, mit deren Entwicklung das Verständnis für ablaufende Prozesse erst entstehen konnte.

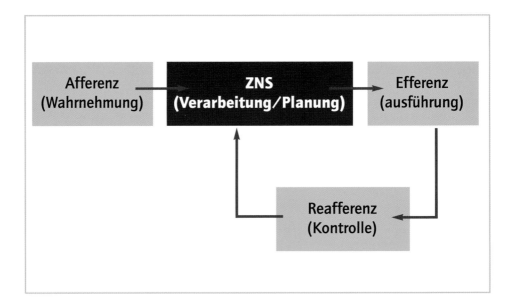

Abb. 117: Sensomotorisches System

Lebewesen sind offene Systeme, die in ständigem Austausch mit ihrer Umwelt stehen. Einen Teilaspekt dieses Austauschs stellt die (Sinnes-)Wahrnehmung und die Reaktion auf diese Wahrnehmung in Form von Bewegung dar. Dies ist Aufgabe des sensomotorischen Systems, zu dem (stark vereinfacht) die Wahrnehmung (Sensorik, Afferenz), die zentralnervöse Verarbeitung und die Bewegung (Motorik, Efferenz), ergänzt durch die Bewegungskontrolle (Reafferenz), gehören. Sie läuft als ein hochkomplexer Prozess ab, der mit einer Unzahl von Informationen (sensorischer Input) und Stellgrößen arbeitet und ein Höchstmaß an Effektivität in der Verarbeitung erfordert.

Das Zentralnervensystem übt dabei die Funktion eines Zentralcomputers (Hardware) aus, der in Zusammenarbeit mit externen Modulen (peripheres Nervensystem, Muskulatur) auf der Grundlage eines präexistenten Bewegungsprogramms (Software) die Bewegungssteuerung übernimmt (Lewit & Kolar, 1998).

Die Entwicklung des Bewegungsprogramms (Softwareentwicklung) ist, im Rahmen einer genetischen Vorgabe, Inhalt des motorischen Lernens von der Zeit im Mutterleib bis zum Erreichen des Erwachsenenalters (ca. 20. Lebensjahr). Die somatischen Strukturen, die wir unter pathologisch-anatomischen Gesichtspunkten untersuchen können (also beispielsweise mit Röntgen, CT, MRT oder Ultraschall), stellen also die Hardware des Systems dar, das die Grundlage für den reibungslosen Ablauf des Programms bildet. Der Bewegungsablauf selbst unterliegt der Steuerung eines Bewegungsprogramms (Software), dessen Störung einen gestörten Funktionsablauf zur Folge hat (funktionelle Störung), die sich zunächst strukturell nicht feststellen lässt. Dies führt zur erwähnten Diskrepanz zwischen dem Schmerzerleben des Betroffenen und dem fehlenden strukturellen Substrat im Bereich der Wirbelsäule. Es finden sich, ungeachtet der fehlenden pathoanatomischen Befunde, jedoch funktionell-somatische Befunde im Sinne einer gestörten Sensomotorik, d. h. ein gestörtes muskuläres Gleichgewicht und Koordinationsstörungen.

Merke:
Beim unspezifischen Rücken- oder Nackenschmerz ist nicht die Struktur kaputt (Hardware des Systems), sondern es liegt eine Störung des Bewegungsprogramms (Software des Systems) zugrunde. Diese muss auch funktionell, d. h. durch Üben, behandelt werden. Passive Maßnahmen, die die Struktur beeinflussen sollen, helfen hier ebenso wenig wie ein Aufschrauben des Computers, wenn das Programm abgestürzt ist.

4   Ergonomie am Arbeitsplatz

4.1   Ergonomie

Der Mensch sitzt immer mehr! Ca. 80.000 Stunden seines Lebens verbringt der am Computer arbeitende Mensch heutzutage durchschnittlich „angekettet" auf seinem Bürostuhl.

Die EU hat 1990 eine Richtlinie über die Mindestvorschriften bezüglich der Sicherheit und des Gesundheitsschutzes bei der Arbeit an Bildschirmgeräten (90/270/EWG), **Bildschirmrichtlinie** genannt, verabschiedet. Darin werden auch die Mindestvorschriften zur Gestaltung der Arbeitsplätze aufgeführt. Sie enthält u. a. folgende Anforderungen:

1. Der Bildschirm muss zur Anpassung an die individuellen Bedürfnisse des Benutzers frei, leicht drehbar und neigbar sein.
2. Die Tastatur muss neigbar und eine vom Bildschirm getrennte Einheit sein, damit der Benutzer eine bequeme Haltung einnehmen kann, die Arme und Hände nicht ermüdet.
3. Die Fläche vor der Tastatur muss ausreichend sein, um dem Benutzer ein Auflegen von Händen und Armen zu ermöglichen.
4. Der Arbeitstisch bzw. die Arbeitsfläche muss eine ausreichend große und reflexionsarme Oberfläche besitzen und eine flexible Anordnung von Bildschirm, Tastatur, Schriftgut und sonstigen Arbeitsmitteln ermöglichen.
5. Der Manuskripthalter muss stabil und verstellbar sein und ist so einzurichten, dass unbequeme Kopf- und Augenbewegungen so weit wie möglich eingeschränkt werden.
6. Ausreichender Raum für eine bequeme Arbeitshaltung muss vorhanden sein.
7. Der Arbeitsstuhl muss kippsicher sein, darf die Bewegungsfreiheit des Benutzers nicht einschränken und muss ihm eine bequeme Haltung ermöglichen.
8. Die Sitzhöhe muss verstellbar sein.
9. Die Rückenlehne muss in Höhe und Neigung verstellbar sein.
10. Auf Wunsch ist eine Fußstütze zur Verfügung zu stellen.
11. Der Arbeitsplatz ist so zu bemessen und einzurichten, dass ausreichend Platz vorhanden ist, um wechselnde Arbeitshaltungen und Arbeitsbewegungen zu ermöglichen.

Im Internet finden sich hierzu ausführliche Beschreibungen.

4.2   Mikropausen und Minipausen

Auch tägliches Training nach der Arbeit reicht nicht aus, wenn vorher stundenlang statische Arbeit geleistet wurde. Deshalb sollten Sie alle 10-15 min eine Mikropause einlegen, sich bewusst aufrichten (siehe Übung 86 Aufrichtung), 1-2 Streckübungen durchführen, Ihre Augen entspannen, wie in Kap. 2.4 beschrieben. Stellen Sie sich anfangs einen Kurzzeitwecker oder bauen Sie eine Meldung ins Programm ein, um sich an die fällige „Mikropause" zu erinnern.

Darüber hinaus sollten Sie idealerweise stündlich aufstehen, einige Schritte laufen oder sich für 1-2 min auf Trampolin oder Gymnastikball setzen bzw. stellen (Minipause).

5 Tipps und Hinweise

Schlafen

1. Das Bett mit Matratze und Lattenrost soll sich den natürlichen Krümmungen der Wirbelsäule anpassen und die Wirbelsäule im Liegen so unterstützen, wie sie im aufrechten Stand geformt ist. Dies gilt besonders für Nacken und Halswirbelsäule. „So hart und gerade wie möglich" gilt nach neuesten Erkenntnissen nicht mehr.

2. Alle 8-10 Jahre sollte die Matratze ausgewechselt werden, in regelmäßigen Abständen empfiehlt es sich, die Liegeseite der Matratze zu tauschen.

3. Die Halswirbelsäule soll leicht in ihrer Krümmung unterstützt werden. Das Kopfkissen sollte deshalb wirklich nur unter dem Kopf liegen, während die Schultern auf der Matratze liegen. Dies gilt sowohl in Rücken- als auch in Seitlage. Wenn Sie ein großes Kissen haben, so falten Sie es eventuell in der Mitte zusammen und legen Sie es so unter den Kopf.

4. Wenn Sie morgens mit Nacken- oder Kopfschmerzen aufwachen, sollten Sie über ein Nackenstützkissen und möglicherweise eine neue Matratze nachdenken. Hier empfiehlt sich die Beratung im Fachhandel. Ein gutes Fachgeschäft leiht Ihnen Nackenstützkissen für 1-2 Wochen aus. Suchen Sie wirklich so lange, bis Sie das für sich passende Kissen gefunden haben. Auch bei den Kopfkissen gilt: Teuer muss nicht immer gleichbedeutend mit gut sein!

5. Die Embryonalstellung – die Seitenlage mit angezogenen Knien – ist als wirbelsäulenentlastende Schlafposition günstig. Der Kopf muss hierbei jedoch durch ein ausreichend dickes (Nackenstütz-)Kissen unterstützt werden.

6. Viele Menschen sind Bauchschläfer. Einige davon klagen immer wieder über Halswirbelsäulenbeschwerden. Hier empfiehlt es sich, die Bauchlage auszuschalten. Dies geschieht durch einen einfachen Trick: Nehmen Sie sich einen dünnen Seidenschal und binden diesen in Höhe des Bauchs mit einem Knoten über dem Bauchnabel zusammen. Wenn Sie das eine Woche durchgehalten haben, schlafen Sie garantiert nicht mehr auf dem Bauch.

7. Wenn Sie auf die Bauchlage gar nicht verzichten wollen, empfehlen wir eine Kombination aus Seitlage und Bauchlage mit Unterstützung durch ein Kissen am bzw. unter dem Bauch. Probieren Sie es doch einfach mal aus!

8. Wenn Sie nachts nicht schlafen können, versuchen Sie doch einfach die Fahrstuhlübung (Übung 79 auf S. 104).

9. Legen Sie sich eine tägliche Aufwachroutine zu. Wir empfehlen Ihnen Folgende:
   1. Dehnen und räkeln Sie sich im Bett.
   2. Schwingen Sie die Beine in die Höhe und fahren Sie in Rückenlage Fahrrad.
   3. Drehen Sie sich in Seitlage und schwingen Sie sich, mit den Beinen voran, den Oberkörper durch die Hände abgestützt, en bloc in den Sitz.
   4. Schon beim Zähneputzen fördert ein leichtes Auf- und Abwippen auf den Zehen enorm die Durchblutung. Dann kann der Tag beginnen. Diese Übung auf dem Aerostep® durchgeführt, verbessert gleichzeitig Ihr Balancevermögen (Übung 100 auf S. 127).

Arbeitsplatz

10. Gönnen Sie Ihrem Schulter-Nacken-Bereich regelmäßig eine kleine Abwechslung. Nach längerem Sitzen einfach mal aufstehen, herumgehen und Dehnungs- und Lockerungsübungen im Stehen durchführen. Dies bringt Sie wieder auf Trab.

11. Eine individuelle Unterstützung beim langen Sitzen durch eine Rolle im Bereich der Lendenwirbelsäule und ein Kissen im Bereich des Nackens reduziert ebenfalls die Belastung der Wirbelsäule und fördert die (passive) Aufrichtung. Für die aktive Aufrichtung sorgt z. B. das zeitweilige Sitzen auf dem Gymnastikball oder Ballkissen.

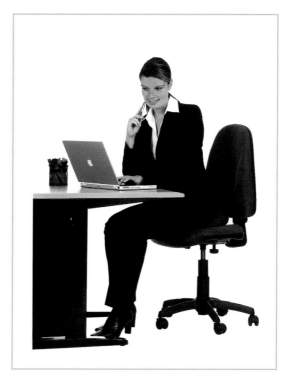

Abb. 118: Dynair® Premium Keil-Ball-kissen® – Frau sitzend am Schreibtisch

12. Ein gut eingestellter Bürostuhl sorgt für ein gutes Sitzverhalten im Sinne eines dynamischen Sitzens, wie in Abbildung 4 auf S.15 beispielhaft dargestellt.

13. Eine zusammengerollte Gymnastikmatte passt unter jeden Büroschreibtisch, sodass in der Mittagspause auch Dehnungsübungen im Liegen möglich sind. Matten mit Noppen fördern zudem gleichzeitig die Durchblutung.

14. Das morgendliche Auf- und Abwippen der Zehen kann man auch beim Telefonieren anwenden, dazu das Aufstehen nicht vergessen!

15. Stundenlange Computerarbeit, auch in der Freizeit, ist Dauerstress für die Augenmuskeln. Hier hilft unser vorgestelltes Augenentspannungsprogramm (Kap. 2.4).

16. Nach einem anstrengenden, rückenbelastenden Tag kann ein ausgedehntes, heißes Bad eine gute Entspannung für die Muskulatur sein.

Sehr empfehlenswert ist der Zusatz von Basensalzen.

17. Auch ein Schaukelstuhl mit hochgelegten Beinen und Nackenstütze bietet eine Erleichterung für Nacken und Rücken.

18. Das Sitzen im Auto ist die „schlimmste" Form des Sitzens überhaupt. Eine gut eingestellte Kopfstütze sowie eine optimale Unterstützung der Lendenwirbelsäule (z. B. durch das Luftkissen „Back Swing®") sind nicht nur für Vielfahrer (mehr als 20.000 km im Jahr) empfehlenswert.

19. Einstellen der Sitzposition im Auto: Verschieben Sie den Sitz nach vorn, sodass die Kniegelenke gering höher sind als die Hüftgelenke. Die Arme und Beine müssen zum Erreichen des Lenkrads oder des Gaspedals leicht gebeugt sein. Die Kopfstütze muss so eingestellt sein, dass sie auf gleicher Höhe wie der Kopf endet. Der Abstand zum Hinterkopf sollte gering sein.

20. Legen Sie auch bei längeren Autofahrten alle 1-2 Stunden eine Fahrpause ein und bewegen Sie sich. Entspannen und aktivieren Sie die Muskulatur, es verbessert beides die Durchblutung.

21. Erhöhen Sie Ihre Leistungsfähigkeit, indem Sie sich regelmäßig bewegen. Ganz einfach ein paar Treppen laufen, auch wenn ein Fahrstuhl zur Verfügung steht oder mit dem Rad zur Arbeit fahren.

22. Stellen Sie Zubehör (Drucker, Kopierer, Telefon) in räumlicher Entfernung auf, sodass Sie aufstehen und hinlaufen müssen.

23. Das Sitzen wird man nicht verhindern können, allerdings beeinflussen. Es gibt keinen Universalsitz, der für alle sitzenden Tätigkeiten die optimale Lösung bietet. Arbeiten im Büro, Ausruhen zu Hause oder mehrere Stunden Autofahren täglich stellen grundverschiedene Anforderungen an das Sitzen. Umso mehr kommt es darauf an, überall dort, wo Sie viel sitzen müssen, für die jeweils optimale Lösung zu sorgen (höhenverstellbare Stühle und Schreibtische, Stehpulte, Sitzbälle, Sitzkissen ...).

24. Empfehlenswert ist dynamisches Sitzen. Darunter versteht man den häufigen Wechsel der Sitzposition und die Vermeidung einseitig belastender Sitzpositionen. Dabei wird möglichst häufig zwischen vorgeneigter, aufrechter und rückgeneigter Sitzhaltung gewechselt. Dies führt zur natürlichen Be- und Entlastung der Muskulatur.

25. Der „Computerarbeiter" sollte mit der Tastatur und dem Bildschirm eine gerade Linie bilden.

26. Der Sehabstand zum Bildschirm sollte mindestens 50 cm betragen.

27. Zur Entlastung der Schulter- und Ellbogenmuskulatur beim Arbeiten mit der Computermaus kann man auch auf eine ergonomische Variante (z. B. Trackball oder vertikale Maus) ausweichen.

Ernährung und Genussmittel

28. Rauchen stellt die Blutgefäße eng, verstärkt somit die lokale Minderdurchblutung und fördert die Verspannung der Muskulatur.

29. Übermäßiger Kaffeegenuss (d. h. mehr als 3-4 Tassen pro Tag) verlängert die Adrenalinwirkung und vermindert ebenfalls die Durchblutung. Machen Sie es wie unsere südeuropäischen Freunde: Trinken Sie zu jeder Tasse Kaffee ein Glas Wasser.

30. Magnesium vermindert eine erhöhte Muskelanspannung (auch im Blutgefäßsystem) und ist zugleich der wichtigste Aktivator von Enzymen. Selen ist, gemeinsam mit Vitamin E, der wichtigste Radikalenfänger. Magnesium (300 mg pro Tag) sollten Sie abends vor dem Schlafengehen einnehmen (z. B. als Brausepulver), Selen am besten als anorganisches Natriumselenit (50-100 mg pro Tag), nicht als Selenhefe und nicht zusammen mit Vitamin C. Produkte aus der Apotheke sind Medikamente, solche aus der Drogerie lediglich Nahrungsergänzungsmittel.

31. Achten Sie auf eine ausreichende tägliche Trinkmenge von 2-3 l. Am besten geeignet sind Mineralwasser oder Schorle (Wasser plus Fruchtsaft), aber auch (Kräuter-)Tee ist zu empfehlen.

32. Nicht „zwischendurch" am Computer essen, sondern bewusst Pause machen (gerade die Computerarbeit – verleitet zum Essen „nebenbei".) Danach ist der Kopf wieder frei, der Nacken hatte Zeit zum Entspannen.

33. Essen Sie statt „Fastfood" mehr Frischprodukte, z. B. Gemüse oder Obst statt Raucherpause und Süßigkeiten (Deutsche Gesellschaft für Ernährung: Aktion „5 am Tag").

34. Achten Sie auf die Fettzusammensetzung Ihrer Nahrung: Gehärtete Fette meiden, mehr Ω-3-Fettsäuren (in Seefisch, Leinöl, Rapsöl, Weizenkeimen) –, dadurch vermindert sich die Entzündungsbereitschaft, die Schmerzschwelle wird erhöht (Prostaglandine) [Kreutzfeldt & Müller, 2000]

Haushalt und Freizeit

35. Ein tägliches 10-20-minütiges Dehnungsprogramm ist besser als 3 x pro Woche eine Stunde. Die Lieblingsmusik kann eine angenehme, förderliche Atmosphäre für das Übungsprogramm schaffen.

36. Falls Sie sich einen „Fitnessraum" für die täglichen Übungen einrichten wollen, empfiehlt es sich, zur Selbstkontrolle der richtigen Übungsdurchführung, einen großen Spiegel an der Wand zu befestigen.

37. Die Höhe der Arbeitsplatte in der Küche sollte nicht zu niedrig gewählt werden, um eine nach vorne geneigte Haltung (mit ungünstiger Balance) zu vermeiden. Lassen Sie sich beim Küchenkauf diesbezüglich im Fachhandel beraten.

38. Das Bügeln kann man zur sportlichen Betätigung umwandeln, indem Sie sich dabei auf einen Aerostep® stellen. So nutzen Sie die Zeit gleichzeitig für ein sensomotorisches Training (Übung 102 auf S. 127).

39. Eine Handtasche bzw. Einkaufstasche nicht nur über einer Schulter, sondern als Rucksack auf dem Rücken oder diagonal vor dem Bauch tragen. Schwere Sachen entweder in den Rollenkoffer oder auf ein Gehwägelchen packen.

40. Wenn Sie privat oder beruflich gerne und manchmal auch lange telefonieren, können Sie die Zeit doppelt nutzen, indem Sie sich dabei auf den Aerostep® stellen (Übung 101 auf S. 127). Ohne dass Ihr Gesprächspartner etwas bemerkt, können Sie Ihr tägliches sensomotorisches Training durchführen. Günstig für die Körperhaltung kann die Benutzung eines Headsets sein, da der Kopf dann nicht mehr in einer Zwangstellung verharrt und man zusätzlich auch noch die Hände frei hat.

41. Nordic Walking ist herkömmliches Walken mit dem Einsatz vom speziellen Stöcken. Die Bewegungsausführung gleicht der des Skilanglaufs und die Technik des Nordic Walkings ist sehr einfach zu erlernen. Dennoch sollte man sie sich von einem Profi zeigen und erklären lassen, da nur durch eine gute Technik gewährleistet ist, dass z. B. die Armmuskulatur nicht überlastet wird und ermüdet.

42. Fensterputzen bitte mit Außenrotation der Schulter, d. h. von innen nach außen putzen (im Uhrzeigersinn, wenn man mit rechts putzt).

Ausgewählte gängige Irrtümer, das Bewegungssystem betreffend

Irrtum Nr. 1:
Jugendlichen mit Rückenproblemen wird in der Berufsberatung häufig eine sitzende Tätigkeit (z. B. Bankkauffrau/-mann) empfohlen.
Im Gegenteil: Sie sollten eine Tätigkeit mit viel körperlicher Bewegung bevorzugen.

Irrtum Nr. 2:
Dehnen kann man verkürzte Muskeln und Bänder durch Gegenfedern in Dehnstellung.
Im Gegenteil, dies führt zur weiteren Verkürzung, weil über die Reizung von Dehnungsrezeptoren eine Kontraktion der betroffenen Sehnen und Bänder provoziert wird.

Irrtum Nr. 3:
Armpendeln mit einem schweren Gegenstand (Wasserflasche) führt zur Entlastung des Schultergelenks.
Im Gegenteil, die Schultermuskulatur muss die Gegenkraft zum Gewicht aufbringen, sodass der Oberarmkopf nach oben gezogen wird und ein Engesyndrom (Impingement) provoziert wird.

Irrtum Nr. 4:
Vermehrtes Abstützen mit den Armen führt zur Überlastung und verstärkten Abnutzung des Schultergelenks.
Im Gegenteil, der Oberarmkopf wird durch die Muskulatur nach unten stabilisiert und die Sehne entlastet, es wird dem Impingementsyndrom entgegengewirkt.

Irrtum Nr. 5:
Schmerzen unter der Ferse entstehen durch einen Fersensporn.
Im Gegenteil, Schmerzen entstehen durch die verspannte Fußsehne, die sich an ihrem Ansatz entzündet und im weiteren Verlauf zum Fersensporn führt.

Irrtum Nr. 6:
Trampolinspringen staucht und schadet deswegen Gelenken und Bandscheiben.
Im Gegenteil, das von uns empfohlene Minitrampolin fängt durch eine weich gefederte Matte den harten Aufprall ab. Es gibt somit keine schädliche Belastungsspitze wie beim Springen auf normalem Untergrund.

Irrtum Nr. 7:
Schwimmen ist die geeigneteste Trainingsform für Rücken und Gelenke.
Im Gegenteil, durch den Auftrieb des Wassers nimmt die trainingswirksame Belastung auf Knochen und Gewebe ab. Außerdem werden Haltung und Koordination nicht verbessert.

Irrtum Nr. 8:
Isoliertes Krafttraining beugt Schmerzen des Bewegungssystems vor.
Im Gegenteil, muskuläre Dysbalancen werden verstärkt und ein falsches (unphysiologisches) Bewegungsmuster wird fixiert. Es findet keine Koordinationsverbesserung statt.

Irrtum Nr. 9:
Einlagen sind gut für Rücken und Gelenke.
Im Gegenteil, die aktive Aufrichtung des Fußgewölbes wird eher behindert, die physiologische Abrollbewegung des Fußes kann nicht mehr stattfinden. Die Wahrnehmung (Propriozeption) wird gestört.

Irrtum Nr. 10:
Eine funktionelle Rumpfstabilisierung kann man durch Bauchmuskeltraining erreichen (z. B. Situps, Taschenmesser).
Im Gegenteil: Über dieses Training wird die Verspannung des Hüftbeugers (M. iliopsoas) verstärkt, was eine funktionelle Hemmung der Bauchmuskeln zur Folge hat.

Irrtum Nr. 11:
Hohe sportliche/körperliche Belastung durch Laufen oder Joggen führt auf Dauer zum verstärkten Verschleiß von Hüft- und Kniegelenk.
Im Gegenteil: Bei ehemaligen Marathonläufern fand sich im höheren Lebensalter kein verstärktes Auftreten von Hüftarthrose (Schmitt et al., 2006).

Anhang

1 Nützliches

Bei der Aktion Gesunder Rücken (AGR) e. V. (Walkmühlenstraße 93, 27432 Bremervörde) erhalten Sie Informationen zu Firmen, die rückengerechte Möbel, von der AGR als rückenfreundlich zertifiziert, produzieren.

Die von uns verwendeten Hilfsmittel und Produkte erhalten Sie im Fachhandel (z. B. Sanitätshäusern; Sportfachgeschäften). Die Herstelleradressen der von uns verwendeten Produkte finden Sie im Nachfolgenden aufgelistet:

Tab. 2: Produkte und Adressen

Produkt	Hersteller/Adresse
Bürostuhl Axis by Lotz Schmückerstr. 66 98693 Manebach www.poppello.de	POPPEL Form & Funktion
Aerostep®; Back Swing®; ABS-Ball (Pezziball) 83209 Prien-Bachem www.togu.de	TOGU Gebr. Obermaier OHG Atzinger Str. 1
Thera-Band® Mainzer Landstraße 19 65589 Hadamar www.thera-band.de	Thera-Band GmbH
Minitrampolin Sport & Therapie Dünzelbach 57 82272 Dünzelbach www.heymans.de	Heymans GmbH & Co. KG

2   Literatur

Bundesverband der deutschen Rückenschulen (Hrsg.). (1993). *Sitzen als Belastung.* Ismaning: pmsi Holdings Deutschland GmbH.

Hüter-Becker, A. (Hrsg.). (1996). *Physiotherapie: Band 4. Untersuchungs- und Behandlungstechniken.* Stuttgart: Thieme.

Kreutzfeldt, A. & Müller, K. (2000). Eicosanoide, Zytokine und Entzündung – Ungesättigte Fette in der Ernährung. *Aktuel Ernaehr Med, 25,* 186-191.

Lang, G. K. (2000). *Augenheilkunde: Verstehen – Lernen – Anwenden.* 2. Aufl., Stuttgart; New York: Thieme.

Lewit, K. & Kolar, P. (1998). Funktionsstörungen im Bewegungssystem – Verkettungen und Fehlprogrammierung. *Krankengymnastik, 8,* 1346-1352.

Müller, K., Schwesig, R., Kreutzfeldt, A., Becker, S. & Hottenrott, K. (2004). *Das Rückenaktivprogramm. 99 Übungen gegen Rückenschmerz und Haltungsprobleme und 44 Tipps für Ihre Wirbelsäule.* Aachen: Meyer & Meyer.

Placht, W. & Weiland, A. (1998). *Die Proprioceptive Neuromuskuläre Trampolintherapie.* Freiburg: Seminarinstitut W. Placht.

Schmidt, S., Engelhardt, R., Ziesché, R. & Gesenhues, St. (1996). *Praxisleitfaden Allgemeinmedizin: Untersuchung, ganzheitliche Therapie, Diagnostik, interdisziplinäre Zusammenarbeit.* 1. Aufl., Ulm, Stuttgart, Jena, Lübeck: Fischer.

Schünke, M. (2000). *Topographie und Funktion des Bewegungssystems.* Stuttgart, New York: Thieme.

Schwesig, R., Scholz, K., Kreutzfeldt, A., Müller, K., Becker, S. (2004). Sensomotorisches Training auf dem Minitrampolin. *Bewegungstherapie und Gesundheitssport, 20,* 42-51.

Schwesig R., Müller K., Becker S., Kreutzfeldt A. & Hottenrott K. (2006). Sensomotorisches Training im Alter und bei Osteoporose. *Bewegungstherapie und Gesundheitssport, 22,* 62-68.

Bildnachweis

Coverbild: jump Fotoagentur
Covergestaltung: Sabine Groten
Bilder Innenteil: aktuell tv & print
                        Klaus Weber
                        Am Vorwerk 3
                        04329 Leipzig

                        Alle Übrigen siehe Bildlegende

GESUNDER RÜCKEN

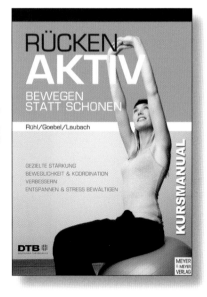
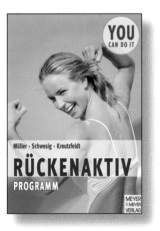
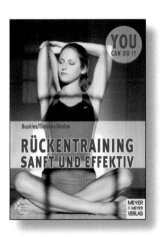
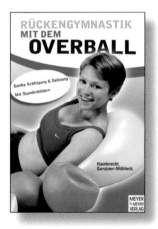 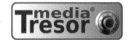